바디 밸런스

바디 밸런스

초판 1쇄 발행 | 2020년 3월 1일

지은이 | 윤홍일, 김선주, 신경호, 엄현섭
펴낸이 | 최대석
펴낸곳 | 행복우물
기획 | 김선경, 최연
마케팅 | 신아영
편집 | 정혜주, 박수연
편집디자인 | 여우고양이, 이지현
표지디자인 | 서미선
등록번호 | 제307-2007-14호
등록일 | 2006년 10월 27일

주　　소 | 경기도 가평군 가평읍 경반안로 115
전　　화 | 031)581-0491
팩　　스 | 031)581-0492
홈페이지 | www.happypress.co.kr
이메일 | contents@happypress.co.kr

ISBN 978-89-93525-76-2
정 가 15,000원

바디 밸런스

몸의 균형점, TMJ(턱관절)를 잡아라

윤홍일, 김선주, 신경호, 엄현섭 지음

행복우물

신체의 균형을 회복해야
건강한 삶을 살 수 있다

척추와 관절로 고통을 호소하는 환자들을 접하며 몸의 균형에 대한 오랜 연구를 하였습니다. 그러다 보니 보다 근본적 원인을 해결하지 않으면 아무리 좋은 치료라도 시간이 지나면 결국 무용지물이 된다는 것을 몸과 마음으로 느꼈습니다. 수술을 하고 치료를 받아도 만성적인 통증이 재발하는 환자들을 접할 때면 마음이 아팠습니다. 단기간의 수술과 지엽적인 방법으로 치료가 이루어지는 것을 보며 회의감이 들었습니다. 그래서 보다 근본적인 해결을 위한 연구를 시작하게 되었습니다.

허리디스크 수술의 경우 다시 재발하는 이유는 명쾌합니다. 원인을 제거하지 않은 치료를 하였기 때문입니다. 척추질환 등 근골격계 질환의 원인과 치료법은 다양하지만 가장 중요한 부분은 몸의 균형 회복입니다. 최근 몸의 균형을 맞추는 교정 운동의 중요성이 부각되는 이유도 보다 근본적인 치료의 필요성 때문입니다. 몸의 균형이 무너지면 척추, 관절은 물론 신경계 및 내과적 질환에도 영향을 미치게 된다는 것은 많은 논문과 연구, 임상을 통해 증명되었습니다.

신체의 불균형은 만병의 근원이라 할 수 있습니다. 그렇다면 왜 몸의 균형이 무너지는 것일까요? 저와 의료진은 의사로서 그리고 연구자로서 환자들의 고충을 듣고 치료하면서 끊임없이 의문을 가져왔습니다. 그리고 불균형에 관해 척추의 문제 뿐만 아니라 발과 골반의 문제, 자세와 습관에 대한 환자들의 사례와 논문을 연구하였습니다. 그러다 턱관절을 접한 순간, 마지막 퍼즐이 맞춰지기 시작했습니다.

몸의 밸런스와 턱관절 연구를 시작하면서 놀라운 사례들을 접하게 되었고, 이 분야의 치료와 연구에 몰두하게 되었습니다. 물론 무조건 턱관절의 문제가 모든 불균형의 원인이 된다고 말할 수는 없습니다. 하지만 허리나 목 디스크, 내과적 질환에서 기존 치료법으로는 해결이 안되는 문제들을 턱관절 치료로 해결할 수 있었습니다. 치료에 성과를 거두면서, 더 많은 사람들과 함께 치료법을 공유하고 싶어졌습니다.

이 책은 몸의 균형을 회복하기 위한 방법과 통증 치료를 위한 몸의 움직임에 대한 이해도를 높이기 위해 기획되었습니다. 그리고 기분좋은한방병원의 다년간의 노하우와 경험을 바탕으로 치료 사례와 함께 독자들이 몸의 균형을 스스로 회복할 수 있도록 효과적인 운동법을 실었습니다.

무엇보다 내 몸이 어떻게 동작하는지, 어떤 부분이 잘못되었는지 스스로 알 수 있도록 원리를 이해하는데 중점을 두어

집필하였습니다. 이제 독자들이 조금만 관심을 갖고 몸의 동작원리와 균형에 대해 이해하려고 노력한다면, 누구나 건강과 삶의 활력을 찾을 수 있을 것이라 확신합니다. 끝으로 이 책이 여러 질환들로 인해 고통받고 있는 환자들에게 좋은 치료 안내서가 되기를 바랍니다.

2020년 1월
기분좋은한방병원 연구실에서
저자일동 (대표집필 윤홍일)

Chapter 1

바디 밸런스,
건강의 황금열쇠

병의 원인을
스트레스로 돌리는 현실

여러분은 관절이 아프거나 척추가 아플 때, 두통이나 복통
이 있을 때 어떤 병원을 가시나요? 우리는 아픈 부위에 따라서
해당 분야의 전문 병원을 찾습니다. 그런데 아픈 부위의 원인
을 발견해서 치료가 되는 경우도 있지만, 정확한 원인이 밝혀
지지 않아 완치가 되지 않는 경우도 많습니다. 특히 두통이나
복통 때문에 병원을 찾게 되면 의사들로부터 스트레스 때문이
라고 진단을 받게 됩니다. 그런데 그런 진단을 받았을 경우 잘
생각해 보야하 합니다. 아픈 원인을 온전히 스트레스 때문이라
고 진단한다면 어쩌면 반은 맞고 반은 틀린 진단입니다.

스트레스는 분명 몸의 면역력을 저하시키게 됩니다. 몸이 약하면 정신도 나약해지는 법입니다. 주변을 살펴보면 몸이 건강한 사람이 비교적 스트레스도 잘 견뎌내는 모습을 볼 수 있습니다. 건강한 몸을 갖고 있다면 정신적으로 힘든 일이 있어도 쉽사리 극복해 냅니다.

이런 관점에서 본다면 병의 원인은 '나약해진 몸' 일 수 있습니다. 한의학적 관점에서도 신체의 기능이 활발하고 기가 잘 순환되면 쉽게 몸이 상하지 않습니다. 환자들을 접해 보아도 평소 운동을 규칙적으로 하고 자세가 바른 환자는 비교적 회복이 빠릅니다. 이런 관점에서 병원에서 흔히 들을 수 있는 '스트레스 받지 마세요' 라는 말은 너무나 무책임한 말일 것입니다. 추운 날에 함께 활동을 했는데 어떤 사람은 감기에 걸리고 어떤 사람은 걸리지 않습니다. 환경에 견딜 수 있는 능력이 다르기 때문입니다.

그렇다면 근본적인 치료는 '추운데 가지 마세요'가 아닌, '추운 데서도 견딜 수 있는 강한 몸'으로 만들어주는 치료가 되어야 할 것입니다. 의료진과 환자 모두 우선적으로 건강한 몸을 회복하는 데 역점을 둔 근본적인 치료가 가장 중요합니다.

건강한 몸을 갖기 위해서 가장 중요한 것은 오장육부의 기능이 균형 있게 작동해야 하며, 몸 전체의 균형이 잡혀야 합니다. 몸의 균형이 틀어지게 되면 원인을 알 수 없는 크고 작은 질병들이 발생하게 됩니다. 몸의 균형과 관련된 작은 문제가 허리, 관절 뿐만 아니라, 우리 몸 내부의 오장육부까지 영향을 미친다는 사실을 알아야 합니다.

그런데 여러분은 몸의 균형점이라고 하면 어떤 곳을 떠올리게 되나요? 아마 척추가 생각날 것입니다. 물론 척추는 우리 몸의 중심이고 중요합니다. 그러나 척추 못지 않게 몸의 중심을 잡아주고 몸 전체의 균형을 관장하는 부위가 바로 턱관절입니다. 그럼에도 불구하고 턱관절의 이상은 사소한 것이라고 치부하기 때문에, 그 중요성을 인지하지 못하는 경우가 많습니다. 그래서 허리나 관절에 문제가 생기면 그 부위만 일시적으로 치료하고 시간이 지나면 같은 문제가 재발하기를 반복하는, 만성적인 질병을 갖고 살게 되는 경우가 많습니다.

요즘 척추 교정에 대한 관심도 많아졌고 슬링Sling을 이용한 밸런스 운동, 도수체조 등의 요법 또한 대중화되고 있습니다. 이런 현상은 사회 전반적으로 바람직하다고 생각합니다. 올바른 치료를 위해서는 환자들도 몸의 구조와 균형을 파악하는 눈을 갖추기 위해 공부를 해야 합니다. 그리고 무조건적인 운동이 아니라 상황에 맞는 운동법을 체득한다면 고통에서 해방될 수 있을 것입니다.

척추와 관절이 아픈데
다른 부위를 치료한다고?

외부 충격에 의한 외상을 제외하면, 허리나 무릎, 목의 이상
은 대개의 경우 척추에 부담이 주어졌기 때문에 발생합니다.
몸에 무리가 가는 자세를 지속하면 근육이 수축되거나 늘어나
체형의 변화를 가져오게 됩니다. 그리고 변형된 체형은 여러
신경을 누르게 되고 관절을 비롯한 다양한 문제를 야기합니다.

여러분은 지금까지 몸의 균형에 대해 얼마나 생각해 보셨나
요? 자신도 모르는 사이에 우리 몸은 자세와 습관, 운동 부족으
로 균형이 무너지고 있습니다.

만약 몸의 균형점이 틀어져 척추와 그 주변 근육이 영향을 받은 것이라면 무릎이나 허리 수술을 받아도 다시 통증이 재발하는 경우가 많습니다.

그 이유는 첫째로, 수술을 했더라도 근본적인 치료가 이루어지지 않았기 때문이며, 둘째로, 잘못된 습관이 고쳐지지 않아 똑같은 문제가 재발하기 때문입니다. 그래서 환자 스스로도 몸의 통증 부위 뿐만 아니라 몸의 통증의 근본적인 원인이 무엇인지, 어떤 부위부터 잘못되었는지 이해하는 것이 필요합니다.

이해의 첫걸음은 우리 몸이 유기적으로 연결되어 있다는 사실을 깨닫는 것입니다. 우선 몸의 동작 원리와 구조를 이해해야 합니다. 그래서 사소한 움직임이나 습관들이 내 몸에 어떤 영향을 미치는지를 올바로 파악하고, 생활습관을 하나씩 고쳐나가야 할 것입니다. 비만이 생기는 경우, 근육이 잘 안 붙는 경우 등도 몸의 불균형이 원인인 경우가 많습니다.

내장기관까지 영향을 미치는
체형불균형과 신체의 정렬

신체의 정렬은 근골격계 질환에 있어서 매우 중요합니다. 신체골격의 균형이 틀어져 있는 상태를 부정정렬 증후군 Malalignment Syndrome이라고 합니다. 부정정렬 증후군은 생소한 단어이지만 주변에서 흔히 볼 수 있는 질환입니다. 쉽게 이야기하자면 신체가 정렬이 되지 않아 생길 수 있는 모든 상태를 의미합니다.

많은 사람들이 간과하고 있지만 부정정렬 증후군을 앓고 있는 사람들이 상당히 많습니다. 이 글을 읽고 있는 독자분들 중에서도 상당수가 부정정렬 증후군을 앓고 계시리라 생각됩니다. 무서운 것은 정작 본인들은 모르고 있는 경우가 대부분 이라는 사실입니다. 부정정렬 증후군은 서서히 우리 몸을 잠식해 가다가 특정 부위의 통증이나 질병을 유발하게 됩니다. 척추는 뇌와 신체를 연결해주는 중요한 신경 통로이기 때문에 척추의 부정정렬은 장기에도 영향을 미칩니다. 게다가 관절과 근육의 기능 저하와 이상을 야기하게 됩니다.

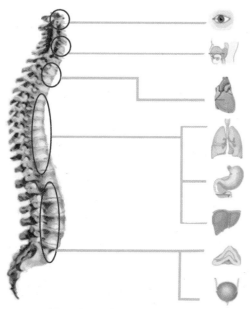

척추 부위별 내장기관과의 관계

체형불균형과 관련 질병을 이해하기 위해서는 관절과 몸의 구조를 이해하는 것이 필요합니다. 환자들도 자신의 몸과 동작 원리, 그리고 질병이 어떻게 발생하는지에 대해서 이해를 하고 있어야 올바른 치료가 가능합니다.

우리 몸의 관절은 사슬처럼 서로 연결되어 있습니다. 그래서 하나의 관절이 변형되거나 기능 이상이 생기면 연결된 부분에 영향을 미치게 됩니다. 한 곳에서의 잘못된 움직임이 신체 전반의 불균형을 초래하게 되는 것입니다. 그리고 신체 전반의 불균형은 몸의 어딘가에서 또 다른 잘못된 움직임을 야기합니다. 하나의 잘못된 움직임이 악순환을 만들어내는 것이지요. 이런 연결된 구조를 몸의 사슬구조라고 합니다.

이러한 사슬구조 때문에 턱관절의 작은 이상으로도 6~8kg의 머리가 목뼈를 압박하게 되고, 그 결과 몸에 변화가 나타납니다. 아시다시피 머리뼈와 목뼈는 근육으로 연결되어 있습니다. 머리뼈가 틀어지면 목뼈가 압력을 받고 연쇄적으로 그 아래 척추도 영향을 받게 됩니다. 결과적으로 머리에서 시작된 작은 틀어짐이 척추 전체에 영향을 미치게 되는 것입니다.

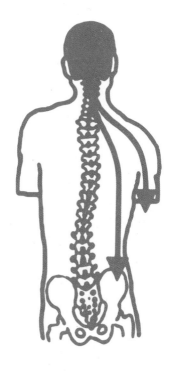

머리와 목, 턱의 불균형이 신체 전반에 영향을 주는 과정

우리 몸의 동작원리,
사슬구조를 이해하자

통증 부위만을 치료하는 사람은
어떻게 치료해야 할지 잘 모르는 사람이다 _ Karel Lewit

몸의 어떤 부위가 아프다면 보통은 통증 부위에 문제가 있다고 생각합니다. 그런데 통증이 발생하는 부위는 결과적인 경우가 많습니다. 통증의 진짜 원인은 다른 곳에 있는 것이지요. 그래서 아픈 부위에만 집중된 치료를 받은 환자들은 단기적으로는 회복이 되는 듯 보이나, 얼마 후 통증이 재발하곤 합니다.

이러한 실수를 하지 않기 위해서는 환자들도 몸의 동작원리를 이해하고 의료진과 상담해야 합니다. 왜 무릎의 문제가 얼굴 부위에서 발생되는지, 음식을 씹는 습관이 어떻게 무릎에까지 영향을 미치는지를 이해할 필요가 있다는 말입니다.

몸의 통증이 다른 부위에서 발생한다는 개념은 몸의 사슬반응을 살펴 봄으로써 이해해 볼 수 있습니다. 우리 몸은 단독적인 관절과 근육의 움직임에 의해 결정되는 것이 아닙니다. 아시다시피 관절을 움직이는 것은 근육입니다. 근육은 마치 톱니바퀴의 맞물림처럼 움직이며 관절을 움직입니다.

톱니 바퀴는 서로가 연쇄적으로 맞물린 바퀴들에 영향을 주게 됩니다. 그림에서 보듯 하나의 관절에서 잘못된 위치정렬은 다른 곳의 잘못된 움직임을 일으키게 됩니다. 의자에 앉아있는 구부정한 자세는 일직선으로 바르게 위치해야 할 몸에 변형을 일으킵니다. (다음 페이지의 그림 참고) 이러한 변형은 관련근육과 신경들을 압박해 다양한 질환들을 발생시킵니다.

반대로 올바른 관절의 위치는 적절한 자세의 톱니바퀴 움직임을 만듭니다. 이것을 구조적 자세 사슬이라고 할 수 있습니다.

또한 신체는 긴장통합tensegrity의 특성을 갖고 있습니다. 신체는 장력과 압력의 상호작용을 바탕으로 움직입니다. 그러면서 스스로 안정성을 확보합니다. 쉽게 말해서 몸에 부과되는 압력이 변하면서 신체 구조의 재조정이 일어나는 것입니다. 신체 한 부위에서 부하가 증가되면 다른 부위의 장력이 변합니다. 우리 신체는 그렇게 구조가 변해가면서 나름의 안정성을 유지하게 됩니다.

골격 구조의 위치는 인접한 조직에 직접적으로 영향을 주고 구조적 자세 사슬은 척추에 가장 많이 발생합니다. 그렇기 때문에 근골격계 통증을 가진 환자의 경우에는 경추, 흉추, 요추를 세밀하게 검사해 보아야 합니다. 이제 아플 때 통증 부위 그 자체 보다는 근본 원인이 되는 부위를 찾아 확실한 치료를 해야 하는 이유가 이해되셨을 것입니다.

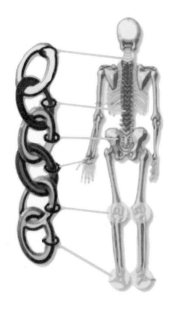

몸의 사슬구조의 이해

몸의 균형을
스스로 챙겨보자

너 자신을 알라 Know thyself _ ˋTemple of Apollo at Delphi

여러분은 자신의 뒷 모습을 본 적이 있나요? 거울로 보는 내 모습은 주로 앞 모습입니다. 우리는 일상생활에서 뒷 모습은 고사하고 옆 모습조차 제대로 보기 힘듭니다. 그래서 간혹 영상에 찍힌 자신의 옆 모습이나 뒷 모습을 보면 너무나 어색하게 느껴집니다. 우리는 스스로의 옆 모습과 뒷 모습 뿐만 아니라 자신에 대해서도 모른 채 한평생을 살아가게 됩니다.

대부분의 사람들이 거북목이 되거나 등이 굽어가도 자신의 상태를 인지하지 못하고 평생을 살게 됩니다. 그러다 문제가 발생해서야 병원을 찾게 됩니다.

　남의 얼굴이나 몸매의 흠은 금세 찾아내면서 정작 내 자세가 잘못되었다는 것을 인지하기는 어렵습니다. 그래서 더더욱 건강을 지키는 가장 기본은 '스스로에 대해 아는 것' 이라고 말하고 싶습니다.

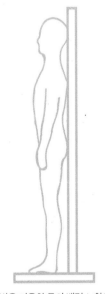

벽을 이용한 몸의 밸런스 확인

우선 몸의 앞뒤 균형상태를 스스로 체크해 볼 수 있는 방법을 알려드리겠습니다. 가장 간단한 방법은 벽을 이용하는 것입니다. 평평한 벽에 뒤꿈치를 붙이고 엉덩이와 등과 머리를 벽에 밀착합니다. 이때 어깨가 벽에서 많이 떨어지거나 뒤꿈치, 엉덩이, 등, 머리 중 어느 한 곳이 자꾸 떨어지면 자세 변형을 의심 할수 있습니다.

주의할 점은 간혹 벽에 턱이 있는 경우가 있는데 턱이 없는 평평한 벽을 찾아서 뒤꿈치를 붙여야 올바른 측정을 해야한다는 것입니다. 뒤꿈치, 엉덩이, 등, 머리를 밀착시켜 일직선이 되는 자세가 균형이 잡혀있는 자세인데, 이런 식으로 벽을 이용한 자세 연습을 하다 보면 자세 교정 효과를 기대할 수 있습니다.

좌우 균형을 알아보는 또 다른 방법은 눈을 감고 팔짱을 낀 상태에서 한쪽 다리를 번갈아 들어 보는 방법입니다. 한발로 섰을 때 중심을 잡기가 더 힘들다면 어떤 문제가 있는 것일까요? 만약 오른쪽 다리 보다 왼쪽 다리를 들고 서는 것이 어렵다면 몸이 왼쪽으로 기울어져 있는 것입니다. 체중이 한쪽 다리에 집중되는 것은 퇴행성 관절염의 원인이 되는데, 관절염은

체중이 쏠리는 다리부터 오기 시작합니다. 여기서 중요한 것은
체중이 쏠리는 방향에 턱관절 공간이 좁아져 있다는 것입니다.
퇴행성 관절염 환자의 상당수가 턱관절 균형에 문제가 있습니
다. 따라서 좁아진 턱관절 공간을 원래대로 회복시키는 방법으
로 몸의 균형 회복과 더불어 무릎의 통증을 줄여 줄 수 있습니
다.

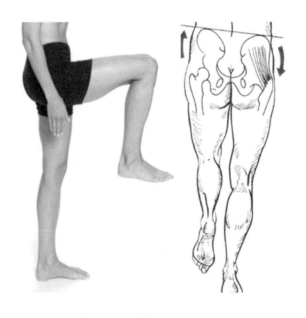

골반의 움직임과 좌우 균형 알아보기

평상시대로 편하게 서서 아래 항목을 점검해 봅시다

눈과 귀높이는 같은가?

머리가 한쪽으로 돌아가거나 치우쳐 있지 않은가?

양 어깨 높이가 같은가?

몸통이 한쪽으로 돌아가 있지 않은가?

골반 높이가 같은가?

손끝의 위치가 같은가?

발끝의 벌어진 각도가 같은가?

* 뒤꿈치와 엉덩이, 등, 머리를 벽에 붙이고 서 있어 봅시다
  벽을 이용해 바로 서 있으면 그 자체로 자세가 교정됩니다

균형점 회복으로
호감가는 얼굴 만들기

호감가는 얼굴이란 어떤 얼굴일까요? 뚜렷한 이목구비, 맑은 눈, 생기 있는 피부 등, 많은 항목들이 있겠지요. 최근 한 연구에 따르면 얼굴의 대칭이 호감을 결정하는 데 중요한 요소라고 합니다. 심지어 인류는 유전적으로 대칭인 얼굴을 가진 이성을 선택해서 종족 보존을 해왔다고 주장하는 학설도 있습니다.

얼굴의 비대칭을 치료하기 위해 성형을 하는 경우가 많은데, 선천적으로 기형인 경우를 제외하고는 얼굴 비대칭 원인은 턱관절에 있습니다. 얼굴 성형, 특히 비대칭 성형을 하고자 하는 분이 있다면 턱관절을 먼저 살펴보세요. 턱관절에 통증이 없을지라도 말입니다. 턱관절을 움직이는 근육들에 미세한 불균형이 생기면 안면 비대칭을 만들기 때문입니다.

턱관절장애는 전 세계 인구의 약 40%가 가지고 있습니다. 그 중 십대와 이십대가 거의 절반을 차지합니다. 흥미로운 사실은 여성이 더 많은 비중을 차지한다는 겁니다. 40%는 대단한 수치입니다. 두 명 중 한 명 꼴로 턱관절 장애를 가지고 있다고 해도 과언이 아니라고 할 수 있으니까요.

문제는 턱관절 장애가 있는데 그 사실을 모르는 사람들이 대부분이라는 데에 있습니다. 게다가 최근 들어서는 목을 숙이고 스마트폰을 보거나 몸을 트는 습관, 손을 지나치게 뻗어 마우스를 사용하는 습관, 턱을 괴는 습관, 한쪽으로 씹는 습관 때문에 환자 수는 더 늘고 있습니다. 나쁘다는 것은 알지만 잘 고쳐지지 않는 작은 습관들이 여러분의 얼굴을 조금씩 호감가지 않는 모습으로 만들고 있는 것입니다.

  안면 비대칭 환자의 턱관절 모습을 살펴보도록 하겠습
니다. 비대칭의 종류에는 여러 가지가 있으나 가장 대표
적인 케이스를 살펴보면 다음과 같습니다. 다음에서 볼 수
있듯 턱 한쪽의 근육이 짧아져 있는 경우입니다. 사실 이
렇게 턱관절이 틀어진 경우도 일상생활은 크게 불편하지
않은 경우도 많습니다. 심지어 증상이 전혀 없는 경우도
있습니다.

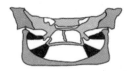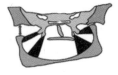

턱관절이 틀어져가는 모습

  위와 같이 턱관절 중 한쪽이 좁아지면 아래턱 뼈의 관절돌
기가 뒤로 밀리게 됩니다. 그러면 연쇄적으로 옆 머리뼈를 밀
어 올려 버립니다. 생각해 보세요. 옆 머리뼈가 위로 올라간다
면 우리 몸에 어떤 변화가 생길까요? 옆 머리뼈가 밀리면서 나

비뼈가 위와 앞으로 이동하게 됩니다. 그러면서 광대뼈를 밀어 내립니다. 결국 얼굴 뿐만 아니라 몸 전체에 문제가 발생합니다. 무서운 것은 문제가 발생하기 전까지는 환자 스스로가 문제를 인지하기 힘들다는 점입니다.

비대칭이 진행되면 머리에 통증이 생기기도 합니다. 그리고 이명이 발생할 수도 있습니다. 일자 목이 되는 원인도 얼굴비대칭에서 시작되는데, 심한 경우 목 통증과 측만증, 허리와 무릎 통증까지 유발할 수 있습니다.

턱관절에서 소리가 나는 경우, 입을 벌리고 손가락 세 개가 들어가지 않는 경우, 혹은 씹을 때 통증이 오고 간혹 입이 벌어지지 않는다면 턱관절에 문제가 생긴 것입니다.

이런 문제가 없더라도 나의 얼굴이 좌우 대칭인지 스스로 진단해 보시기 바랍니다. 몸의 균형에 관심을 갖고 턱을 괴거나 다리를 꼬고 앉는 습관을 고치는 것부터 시작한다면, 생활 속에서도 충분히 건강하고 아름다운 얼굴을 만들어갈 수 있습니다.

바디 밸런스의 핵심:
몸의 균형점(턱관절,TMJ)의 이해

앞서 우리는 몸의 균형과 턱관절의 관계에 대해 살펴보았습니다. 이제 몸 전반의 균형을 이해하기 위해 균형의 중심인 턱관절(TMJ)을 살펴보도록 하겠습니다. 턱관절은 주로 음식을 씹을 때 사용하는 관절인데, 그 구조가 조금 특이합니다.

다음 그림을 보면 동그라미를 친 부분에 두 개의 뼈가 만나는 지점이 있습니다. 관자뼈(측두골)와 아래턱뼈(하악골)가 만나는 곳인데, 이곳이 바로 턱관절입니다.

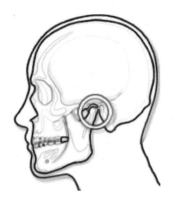

턱관절의 위치와 구조

턱관절은 디스크(관절원판), 관절낭, 인대, 근육(저작근−씹는 근육)등으로 이루어져 있습니다. 귀 아래 턱관절에 통증이나 관절의 기능장애, 염증 등이 생긴 경우를 통틀어 '턱관절 장애'라고 합니다.

다음 그림은 턱관절의 움직임을 나타냅니다. 턱관절의 움직임은 다른 관절과 다르게 흥미로운 부분이 있습니다. 턱관절에도 디스크라는 연골이 있는데, 입을 벌리면 앞으로 미끌어지고 닫으면 다시 제 위치로 돌아갑니다.

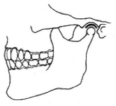

구름 Rolling

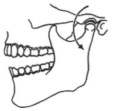

회전 Rotation

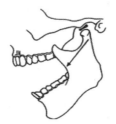

변위와 미끌림 Translation & Slide

그러니깐 턱관절은 위의 그림처럼 세 가지 움직임이 동시다 발적으로 일어나게 됩니다. 각각의 움직임을 구름Rolling, 회전 Rotation, 그리고 변위와 미끌림Translation & slide이라고 부르며, 이처럼 세 단계로 움직이는 관절이기에 쉽게 뒤틀리거나 불균형이 오는 것입니다. 한쪽으로만 씹는 습관, 단단하고 질긴 음식을 즐겨먹는 습관, 자는 동안 이를 가는 습관, 턱을 괴는 습관 등으로 우리의 턱관절은 조금씩 망가져 가고 있습니다.

나쁜 습관 뿐만 아니라 외상, 부정교합과 그 밖에 심리적 요인도 턱관절에 영향을 줍니다. 이런 요인들이 복합적으로 작용하면서 턱관절 주변 근육에 부조화가 생기게 되는 것입니다. 작은 이상들을 치료하지 않고 방치하면 척추, 관절, 내장기관 등에 악영향을 끼치게 됩니다.

균형이 잡히면
뇌 기능이 향상된다

여러분은 '씹는 운동'에 대해 얼마나 알고 계시나요? 대개는 '씹는 것도 운동이 되나?'라고 생각할 것입니다. 턱관절과 관련된 근육을 움직이는 행위를 통틀어서 저작운동이라고 하는데 저작운동은 우리 뇌를 활성화시켜 주면서 전신 건강에 좋은 영향을 미칩니다.

저작운동의 특징은 뇌 혈류량을 증가시켜준다는 것입니다. 저작운동 후에는 뇌 혈류량이 8%에서 25%까지 증가하는데 혈류량이 증가한다는 것은 몸이 활성화되는 것이라고 할 수 있습니다. 혈류량이 증가하면 도파민과 세로토닌 같은 뇌 호르몬 분비도 활발해집니다. 도파민과 세로토닌은 기분을 좋아지게 만들며 스트레스의 해소나 예방에 도움을 줍니다.

야구경기를 할 때 야구선수들이 껌을 씹는 장면을 자주 보셨을 겁니다. 껌을 씹게 되면 뇌 기능이 활발해지고 운동경기 중 받는 스트레스에 효과적으로 대응할 수 있게 됩니다. 나름 과학적인 근거가 있는 껌씹기를 통해 운동선수들은 몸의 효율을 높이면서 경기를 진행하는 것입니다.

우리도 식사 때마다 씹는 행동에 신경을 쓰는 것만으로도 기억력과 인지기능을 활성화시킬 수 있습니다. 부드러운 음식을 선호하는 현대인에게 씹는 운동은 꼭 필요합니다. 가족 중에 치매 환자가 있으셨던 분들은 반드시 씹는 운동을 통해 뇌를 활성화시키는 습관을 길러야 합니다.

기억력 향상에 좋은 차

1. 석창포

석창포는 귀와 눈을 밝게 해주고 지혜를 생기게 해주는 약초라고 동의보감에 기술되어 있습니다. 건망증을 치료해주며, 호흡을 조절하면서 혈액순환을 개선합니다. 소화불량이나 눈이 충혈되고 정신이 혼미한 증상도 개선해 줍니다. 간질병 등의 치료에도 쓰입니다.

2. 원지

원지의 뿌리는 건망증을 치료하는데 효력이 있습니다. 또한 눈과 귀를 맑게 해 주며, 강심작용이 있어 심장의 두근거림을 멎게 해 줍니다.

몸의 균형을
확인하는 법

만약 좌우 중 한쪽 다리에 힘이 집중되어 다리의 안쪽이나 바깥으로 체중이 쏠리면 무릎 연골이 한쪽으로 닳기도 합니다. 그리고 무릎 주위 근육과 인대에 문제를 만들어 무릎이 염증으로 붓거나 통증이 생기게 됩니다.

이런 상황을 방치하면 발목과 걸음걸이에 이상이 생겨 몸이 틀어지게 됩니다. 결과적으로 척추 측만증이 발생하게 되고 우리 몸은 더욱 나빠지게 됩니다.

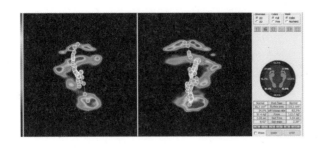

　위 사진은 족압측정으로 몸의 좌우 균형을 측정한 결과로 오른쪽 다리에 체중이 집중되고 있는 상태를 보여줍니다. 이러한 경우 왼쪽 무릎에 통증이 발생합니다. 왼쪽 무릎이 아프신 분들은 평소 자신이 오른쪽 다리에 힘을 더 주는 것은 아닌지 확인해 보시기 바랍니다.

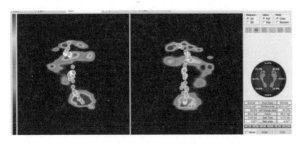

　한쪽으로 체중이 집중되었던 환자에게 턱관절 치료를 한 후 어떤 변화가 일어났는지 살펴봅시다. 위 사진에서 보듯, 오른쪽에 쏠렸던 체중이 왼쪽으로 옮겨 간 것을 볼 수 있습니다.

다음에 해당되면 턱관절장애를 의심할 수 있습니다

턱을 벌릴 때 아프다.

턱이 잘 안 벌어진다.

턱을 벌릴 때 딱딱 소리가 난다.

손가락 3개(2,3,4번째)가 세로로 입에 들어가지 않는다.

턱을 벌릴 때 좌우로 움직이며 벌어진다.

입을 크게 벌리면 잘 다물어 지지 않는다.

턱과 귀가 아프고 두통이 있다.

목이 항상 뻐근하고 경직이 된다.

귀에서 이명이나 이상한 소리가 나고 어지럽다.

한쪽 눈에 눈물이 자주 고이고 입맛의 변화가 나타난다.

피곤하고 소화가 잘 안 된다.

턱관절 장애가 의심되면 다음 검사를 시행합니다

1. 아래턱 운동 범위 검사

턱 운동 제한 범위를 알아보기 위해 입을 최대한 벌려 개구 범위를 측정하고, 턱을 좌우, 앞으로 내밀어 턱뼈의 탈구 여부, 통증을 확인하는 검사입니다. 입을 최대한 벌렸을 때, 남자는 45~50mm, 여자는 40~45mm가 정상 범위입니다.

2. 턱관절 소리검사

다른 증상 없이 딱! 소리만 있는 경우 측두 하악 장애가 있을 수 있습니다. 단순한 관절음인지에 대한 감별이 필요합니다. 턱 관절 원판의 변위, 원판인대의 불안정 등으로 턱 관절에서 소리가 발생할 수 있습니다.

3. 턱관절 및 근육 촉진 검사(palpation 검사)

손으로 턱뼈와 근육을 눌렀을 때 통증이 느껴지는지를 확인하는 검사입니다. 이때 가급적 균일한 힘(1kg)으로 손가락에 압력이 가해지도록 촉진하는 것이 중요합니다. 근막동통, 관절낭염, 원판후조직염 등의 진단에 필수입니다.

4. 방사선검사

방사선 검사를 통해서는 관절의 개구 시, 위치 이상과 퇴행성 변화 유무를 알 수 있습니다.

5. 안면비대칭 자가 진단

거울을 보고 자기 얼굴을 보면서 진단하는 방법입니다. 얼굴의 좌우 대칭 항목을 체크하면 됩니다. 일반적으로는 얼굴의 비대칭이 생긴 후에 통증이 발생합니다.

* 턱관절 장애 자가 진단항목:

턱 중심선이 틀어져 있다.

윗입술과 아랫입술이 틀어져 있다.

입 꼬리가 한쪽이 높다.

입을 벌렸을 때 아래턱 끝이 중심에서 벗어난다.

눈의 크기나 눈높이가 다르다.

광대뼈의 높이와 크기가 다르다.

입을 벌릴 때 턱관절 좌우가 동시에 움직이지 않는다.

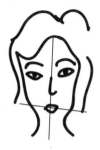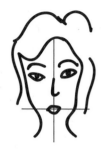

 그 외에도 여러 가지 증상들이 있지만 위 항목들이 대표적인 증상들입니다. 턱관절장애가 의심되면 우선 생활 습관을 고쳐야 합니다. 바른 생활습관을 위해 아래 항목들을 숙지하여 실천하는 것이 턱관절 건강을 지키는 길입니다.

턱관절 장애 예방법

음식을 한쪽으로 씹지 않는다.

딱딱하거나 질긴 음식을 자제 한다.

턱을 괴지 않는다.

손톱을 물어뜯거나 입술을 깨물지 않는다.

엎드려 자거나 한쪽 방향으로만 잠을 자지 않는다.

이를 가는 습관을 고친다.

바른 자세를 유지한다.

스트레스에 적절히 대처한다.

Chapter 2

허리와 관절,
근본부터 치료하자

수술전 잠깐!
밸런스가 우선이다

  60대 여성 환자가 무릎 통증으로 병원을 찾아 왔습니다. 환자는 무릎 관절의 문제로 걷기가 힘든 상황이었고 불편함 때문에 우울증까지 앓고 있었습니다. 주변에서는 인공관절 수술을 수 차례 권했다고 합니다. 하지만 환자는 수술 이외의 다른 방법을 찾다가 시간이 흘렀고, 증세는 악화되었습니다.

  저와 의료진은 척추와 기타 관절의 움직임, 그리고 턱관절을 살펴보았습니다. 역시나 턱관절이 틀어진 것을 발견하였는데, 턱관절 불균형이 척추와 관절까지 영향을 미치고 있었습니다. 그래서 다음과 같은 순서로 치료를 진행하였습니다.

치료 순서
1. 턱관절과 저작근 균형을 바로 잡는다
2. 경추 1번과 2번을 정상 위치로 돌아오게 한다

치료를 진행하자 목부터 발까지 무너졌던 균형이 바로 잡히었고, 걷기조차 힘들었던 환자가 편하게 걸을 수 있게 되었습니다.

지금까지는 퇴행성관절염을 치료하기 위한 관절강내 약물을 주입한다든지 수술 치료(절골술, 인공관절치환술)를 시행하는 경우가 많았습니다. 그런데 이제는 수술 없이도 턱관절과 몸의 균형을 바로 잡는 방법으로 퇴행성무릎관절염의 치료가 가능해졌습니다. 즉, 퇴행성무릎관절염의 근본적인 원인을 정확히 진단하고 몸의 균형이 깨지기 시작하는 지점부터 차근차근 바로잡아 나가면서 관절의 기능을 회복시키는 것입니다. 이러한 치료가 가능한 이유는 관절염과 무릎의 통증이 결국 국소적인 문제가 아니라 몸 전체의 문제이기 때문입니다.

환자들에게 눈을 감고 양 팔을 가슴에 모으고 다리를 들게 하면 대게의 경우 몸이 심하게 흔들립니다. 겉으로는 잘 보이지 않아도 한쪽 턱관절이 좁아져 있기 때문입니다. 그래서 좁아진 쪽 다리로 서는 것이 반대편보다 힘든 것입니다. 그리고 한쪽 발을 들어올린 채로 버티는 시간을 측정하면 각각 버티는 시간이 다르게 나옵니다. 턱관절 근육(저작근)의 수축으로 턱관절 공간이 좁아져 한 쪽 다리를 들고 서있는 것이 힘들게 된 까닭입니다. 이것은 턱관절에 분포한 고유수용성 감각이 일을 제대로 못하게 되었기 때문입니다. 그래서 몸이 틀어져 무게 중심이 한쪽으로 치우치게 된 것입니다.

이런 경우 저작근 기능회복기로 수축된 저작근을 이완시키고 양측 턱관절을 바로 잡아 고유수용성 감각을 깨워주면 놀랍게도 균형이 회복됩니다. 그렇게 되면 무릎통증으로 고생하던 관절염환자가 보행이 쉬워지고 계단을 오르고 내리는 것이 편해집니다.

턱관절의 교정으로 수술 없이 관절염의 치료가 가능했던 이유가 무엇일까요? 결정적인 단서는 우리 몸의 센서인 고유수용성 감각에 있었습니다. 고유수용성 감각은 쉽게 이야기해서 우리 몸에 있는 센서라고 할 수 있습니다. 이와 관련된 부분은 바로 다음에서 살펴보도록 하겠습니다.

몸의 센서가 잘못되면
척추와 관절의 문제가 생긴다

우리 몸의 정보를 뇌로 보내주는 센서가 있는데 이것을 '고유수용성 감각'이라고 합니다. 몸의 위치, 자세, 평형 및 움직임(운동의 정도와 방향)에 대한 정보를 파악하여 중추신경계로 전달하는 감각입니다.

이러한 센서들은 근육과 관절의 인대에 분포하여 근육의 길이 변화와 관절의 진동, 떨림, 위치감각 등을 뇌로 전달합니다. 우리가 눈을 감고 컵을 들어 물을 마시거나 눈을 감고도 한 발로 설 수 있는 것도 고유수용성 감각이 작동하기 때문입니다.

이러한 고유수용성 감각이 많이 분포되어 있고 중요한 부분으로 꼽히는 곳은 대표적으로 경추, 발바닥, 천장관절 입니다.

고유수용성 감각

  1. 몸의 위치, 자세, 평형을 전달한다.

  2. 척추질환과 관절염과 관련이 많다.

  3. 많이 분포되어 있는 부위: 경추, 발바닥, 천장관절

목뼈는 턱관절의 관절 축이 있는 중요한 부분입니다. 천장 관절은 하지 길이 차이에서 오는 골반의 변형과 요추의 변형을 감지하여 몸의 중심을 잡는데 매우 중요합니다.

발바닥은 지면과 최초로 만나는 부분으로 사람의 자세 안정화나 보행을 위해서도 굉장히 중요합니다. 몸의 수직 자세를 유지하기 위해 충분한 정보를 제공하고, 자세의 동요를 지각하는데 있어서 매우 중요한 부분입니다.

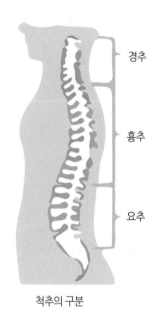

경추

흉추

요추

척추의 구분

추가적으로 발목의 움직임에 대한 감각은 신발을 신은 것 보다 맨발에서 더 잘 구별됩니다. 발바닥과 발목의 위치와 자세는 고유수용성 입력에서 중요한 역할을 수행합니다. 길에서 사람들의 걷는 모습을 잘 살펴보면 발의 균형이 한쪽으로 쏠려서 걷는 모습들을 쉽게 발견할 수 있습니다.

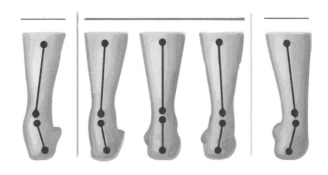

발의 균형이 한쪽으로 쏠린 경우 (정상위치: 중간 그림)

　잘못된 걷는 습관으로 그림처럼 발의 균형이 한쪽으로 쏠린 경우가 있습니다. 이런 경우 고유수용성 감각에 문제가 생기게 됩니다. 그림과 같이 발의 균형이 치우친 방향에 따라 각각 회외Supination와 회내Pronation 라고 합니다. 회외나 회내 형태의 발을 가진 사람은 정상적인 발을 가진 사람보다 자세 조절이 어렵습니다. 왜냐하면 자세를 유지하고 효율적인 움직임을 가능하게 해 주는 고유수용성 감각의 올바른 정보 수집이 방해받기 때문입니다. 회외나 회내는 발이 한쪽으로 치우쳐있기 때문에 고유수용성 감각이 잘못된 정보를 수집하기 때문이지요.

고유수용성 감각은 우리 몸 전반에 분포되어 있는데, 특정 조직이 손상되면 고유수용성 감각도 함께 이상이 생기게 됩니다. 일단 문제가 생기면 지속적인 손상이 발생하며 회복이 어려운 경우가 많습니다. 조직의 염증과 통증은 몸에서 발생하는 신호들을 교란시켜 잘못된 정보를 전달하게 됩니다. 그러면서 관절의 기능장애를 가져오기도 합니다. 이상이 생긴 고유수용성 감각이 골격의 위치를 변형시키고 근육 불균형을 가져와 결국 잘못된 움직임이 발생하는 것입니다.

거꾸로 턱관절의 균형을 바로 잡는 순간 상실되었던 목뼈, 천장관절, 발바닥의 고유수용성 감각이 살아나면서 우리 몸의 균형이 바로 잡힙니다. 그리고 무릎에 부적절하게 가해진 압력이 바로 잡히면서 무릎의 통증이 사라집니다.

오다리(안쪽으로 휜 다리)의 경우 무릎의 안쪽으로 체중이 실리면서 내측 연골이 빨리 닳아 버립니다. 내측 인대의 손상이 급속도로 진행되는 것이지요. 그러면 무릎 통증이 발생하며 인공관절 수술을 하는 경우가 많습니다. 병원에 퇴행성관절염으로 오시는 여성 환자들의 상당수에서 오다리가 원인인 경우가 많이 발견됩니다.

물론 이런 경우도 턱관절의 균형회복을 통한 치료가 가능합니다. 저작근 회복기로 턱관절을 바로 잡고 내전근 강화 운동을 하면 다리가 곧게 펴지게 됩니다. 다리가 펴지면서 자연스럽게 무릎의 통증도 줄어들게 되는 것이지요.

척추와 만곡:
움직임의 이해가
치료의 시작이다

지구상의 동물 중에 10% 만이 척추를 갖고 있는 척추 동물vertebrate입니다. 나머지는 척추가 없는 무척추동물 invertebrate에 해당하는데, 진화론적으로 볼 때 척추를 갖게 되었다는 것은 중요한 의미가 있습니다.

척추를 기반으로 갈비뼈가 생기게 되어 내장 기관을 잘 보호할 수 있게 되었고, 팔다리의 발생에 유리한 조건을 갖게 된 것이지요. 특히 직립보행을 하는 인간에게 있어서 척추는 몸의 중심 축과 같은 존재입니다. 척추는 그만큼 중요하며 정교하게 이루어져 있습니다.

척추는 목뼈 7개, 등뼈 12개, 허리뼈 5개 총 24개의 척추뼈와 엉치뼈와 꼬리뼈로 이루어 있습니다. 여러분들은 지금까지 척추에 몇 개의 뼈가 있는지 별 관심이 없으셨을 것입니다. 하지만 잘 생각해보면 척추뼈의 갯수인 24라는 숫자가 참 재미있습니다. 갈비뼈도 좌우 12개씩 24개가 있습니다. 그런데 우리는 24시간을 살고 있고, 순도 100%의 금은 24K(캐럿) 입니다. 호메로스와 오딧세이는 24개의 장으로 이루어져 있는데, 24개의 그리스 알파벳으로 이루어져 있지요. 표준 영화 필름도 초당 24프레임으로 되어 있습니다. 신이 우리 몸을 의미 있는 구조로 정교하게 만들어 놓은 것이라는 생각이 듭니다.

우연의 일치일지도 모르는 이런 이야기를 통해 척추에 관해 말씀드리는 것은, 우리 몸의 중요한 부분인 척추를 의미 있게 생각해 보시라는 뜻에서 입니다.

어쨌든 24개의 뼈로 구성된 척추는 3개의 만곡을 가지고 있습니다. 우리 몸을 효율적으로 지탱할 수 있게 목과 허리의 만곡은 C자 형태로 구성되어 있습니다. 아래와 같은 구조 때문에 우리 몸은 직립자세에서의 중력과 체중에 의한 수직방향의 충격에 잘 견딜 수 있는 것입니다.

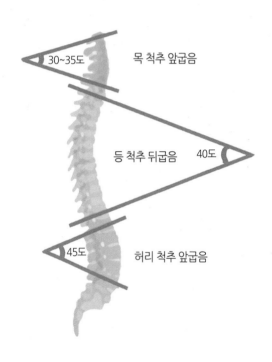

척추는 S자로 휘어있는 형태가 마치 스프링의 원리와

같아서 몸의 중량을 분산시켜주게 됩니다. 따라서 일자로 뻗어있는 것보다 몸을 효율적으로 지탱해 줄 수 있습니다. 척추의 S자 구조는 일자형 구조보다 약 10배의 내구성을 갖게 됩니다. 간단한 S자 구조가 제공해주는 효율성을 이해하면 우리는 정밀하게 구성된 신체 동작 원리에 감탄하게 됩니다.

정상적인 척추만곡은 목 앞굽음 30~35도, 등 뒤 굽음 40도, 허리 앞 굽음 45도의 형태로 되어있어 근육의 피로를 줄여주고 기립자세를 오래 취할 수 있게 설계되어 있습니다.

특정 자세나 충격 등으로 척추 변형이 생기면 뼈 사이의 물렁뼈(추간판 디스크)가 변형됩니다. 결과적으로 퇴행변화를 가져와 척추질환을 야기합니다. 대표적인 척추질환은 퇴행성 디스크와 추간판 탈출증, 그리고 척추관 협착증 등입니다.

척추의 변형은 척추뼈 사이에 있는 물렁뼈라는 추간판 디스크에 압력을 증가시키게 됩니다. 압력이 증가되면서 고르지 못한 압력으로 추간판디스크에 손상이 오게 됩니다. 추간판 디스크의 손상이 바로 흔히 알고 있는 디스크 질환(추간판 디스크 탈출증)입니다.

허리 만곡이 줄어들면 추간판 디스크에 압력이 가중되고, 허리 만곡이 많으면 후관절 쪽에 압력이 가중됩니다. 실제로 일자 허리를 가진 사람은 추간판 디스크 탈출증의 발병률이 높습니다.

다음 그림은 자세 변형에 따른 허리관절의 압력을 나타내고 있습니다. 바른 자세는 척추의 S자 모양이 유지되어 허리관절에 압력이 고르게 전달됩니다. 몸이 앞이나 뒤로 굽어버리면 디스크에 가해지는 압력이 뒤틀어지면서 과도한 무리가 가게 됩니다.

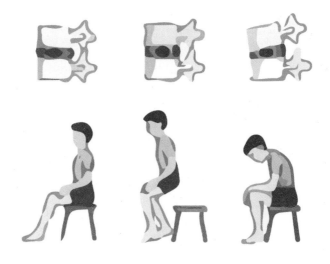

자세에 따른 척추 관절의 압력

허리가 S자가 아닌 일자로 변형되어도 문제가 생기지만, 과도한 S자로 변형되는 경우에도 문제가 발생합니다. 웨이트 트레이닝을 할 때, 배를 지나치게 앞으로 내미는 잘못된 자세로 운동을 하면 허리가 과도한 S자 형이 되어버릴 수 있습니다. 척추에 잘못된 방향으로 압력이 가해지기 때문입니다. 이 역시 일자형 척추와 마찬가지로 잘못된 압력의 전달로 인해 척추 디스크의 손상이 발생하기 쉬운 구조입니다.

우리 몸은 태어나면서부터 구조적, 기능적으로 몸의 균형을 유지할 수 있게 설계되었습니다. 하지만 잘못된 생활 습관과 자세로 균형을 잃고 정상적인 척추의 만곡을 잃어버리곤 합니다. 좋지 않은 습관을 고치지 않는다면 어느 시점에서는 반드시 척추와 관절 질환으로 고통을 겪게 됩니다. 지금 당장 통증이 없더라도 척추나 어깨, 다리에 불균형이 발생했다면 언제가는 몸에 이상이 발생할 수 있습니다.

몸의 균형과 척추, 턱관절의 중요성은 아무리 강조해도 모자람이 없습니다. 평생 튼튼한 허리와 건강한 생활을 하기 위해서는 척추질환에 대해 이해하고 원인과 예방법을 알아두는 것이 필요합니다. 다음 장에서는 대표적인 척추질환의 증상과 원인, 그리고 예방법과 치료법을 함께 알아보도록 하겠습니다.

척추질환 이해하기 #1
디스크
(추간판디스크 탈출증)

나도 혹시? ---------------------------------
바늘로 찌르는 듯한 날카로운 통증과 저림
허리에 통증없이 다리에만 통증
피부 감각 이상 또는 무딤, 또는 대소변 장애

추간판 디스크 탈출증은 디스크(추간판)가 튀어나와 신경과 척수를 누르는 것으로, 척추질환 중 흔한 질환입니다. 허리뼈 4번과 5번 사이의 추간판에서 발병률이 높습니다. 그 다음으로 허리뼈 5번과 꼬리뼈(천추골) 사이가 많습니다. 목의 경우 목뼈 5번 6번, 6번과 7번 사이에서 주로 발생합니다.

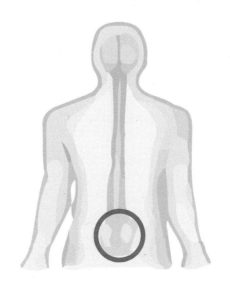

추간판 디스크 탈출증 발병 위치

　추간판 디스크에는 말랑말랑한 젤리 같은 수핵*이 있습니다. 그 밖으로 겹겹이 테두리를 싸고 있어 쉽게 찢어지지 않는 구조입니다. 하지만 한쪽 방향으로 스트레스가 누적되면 섬유테의 손상이 일어나고 점차 수핵이 돌출됩니다. 턱관절 불균형으로 척추정렬의 변형이 시작되면 추간판디스크 내의 압력이 일정하지 못하게 됩니다.

---

* 수핵: 디스크 내부의 중앙에 위치, 연골세포군과 부드러운 섬유성 연골로 구성

일자목이나 목디스크가 있는 경우에는 특히 턱관절 장애로부터 시작하는 경우가 많습니다. 목뼈에 문제가 생기면 어깨의 좌우 높이가 차이나게 됩니다. 그것이 골반의 좌우 높이의 차이를 만들고, 나아가 양쪽 다리 길이에 차이가 생기게 됩니다. 그러면 나도 모르는 사이에 몸이 균형을 잃어버립니다.

체중이 한쪽으로 집중됨에 따라 여러가지 부작용이 나타납니다. 무릎의 연골은 체중이 실린 곳이 먼저 닳게 되고 붓고 아프게 됩니다. 간혹 무릎을 구부릴 때 무릎에서 뚝! 하는 소리가 나는 분들이 계시지요? 이것은 무릎 자체의 문제도 있을 수 있지만 목뼈의 문제일 수도 있습니다.

즉, 연쇄적 반응으로 목뼈의 문제가 무릎 연골까지 문제를 야기한 것이지요. 한쪽 무릎에 문제가 생기면 아프지 않은 반대편 다리에 본인도 모르게 힘을 주게 됩니다. 그러면 반대쪽 무릎에 또다른 통증이 야기됩니다. 수술을 하지 않고 해결하는 방법은 척추의 올바른 정렬을 회복하면서 코어근육(복근)을 강화하는 것입니다. 목과 허리통증이 있을 때에는 턱관절의 문제를 먼저 의심해 보아야 합니다.

허리디스크의 증상

- 바늘로 찌르는 듯한 통증과 저림

- 허리에 통증없이 다리에만 통증(하지방사통)

- 느린 반사

- 신경 압박에 의한 근력, 근육 조절 약화

- 피부 감각 이상 또는 무딤

- 대소변 장애 (심할 경우에 해당)

허리 추간판 디스크 탈출증은 스스로 확인해 볼 수 있는 방법이 있습니다. '하지직거상 검사'라고 하는 이 방법은, 바로 누운 상태에서 한쪽 다리를 들어 올리는 검사입니다. 디스크 탈출로 척수신경이 자극이 있다면 통증때문에 60도 이상 다리를 들어올리지 못합니다.

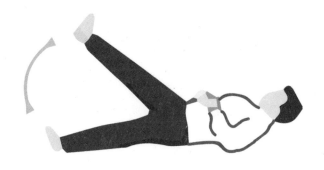

하지직거상 검사

주의할 점은 허리를 굽히면 수핵이 뒤로 이동하여 신경을 더 압박할 수 있다는 점입니다. 그래서 허리의 만곡을 항상 유지해야 합니다. 튀어나온 디스크로 신경 압박이 심할 경우, 통증 부위를 피하기 위한 자세 반사가 일어나게 됩니다. 그렇게 되면 골반이 한쪽으로 빠지면서 심한 체형 불균형이 되어서 통증이 악화될 수 있습니다.

목의 커브는 C자 형태의 만곡이 연골의 충격을 덜 주고 목 디스크의 발병위험을 낮춰줍니다. 턱관절 불균형은 목뼈 1번과 2번의 압력을 증가시켜 일자목 또는 역C자형이 됩니다. 목 디스크의 증상은 팔저림, 목과 어깨통증, 두통 등이 동반되는데, 이때 팔의 근력이 약해집니다. 목 디스크의 탈출 방향에 따라 다리 근력이 약화되는 증상까지 동반될 수 있습니다.

우리 머리의 무게는 6~8kg 정도로 볼링 공의 무게 정도로 생각보다 무겁습니다. 이러한 무게를 목 주변 근육들이 지탱하고 중심을 잡아주고 있습니다. 머리의 움직임은 당연히 턱관절과도 영향을 주고 받습니다. 턱관절에서 무게 중심은 아래턱 뼈가 담당하고 있습니다. 만약 아래턱 뼈가 후방으로 이동하면 머리의 무게 중심은 후방으로 쏠리게 되고, 머리는 뒤로 젖혀지려고 합니다. 이것을 보상하기 위하여 머리는 앞 쪽으로 이동하게 되고, 이에 따라 목도 앞 쪽으로 빠져 나오게 되는 것이지요.

아래 그림은 앞쪽으로 머리가 나온 거북목의 모습입니다. 주변에서 자주 접하실 수 있으시죠? 이런 거북목은 몸 건강에 좋지 않은 것은 물론이고 보기에도 좋지 않습니다. 거북목은 목 디스크로 이어질 가능성인 높습니다. 목이 불안정하면 목의 C커브가 점차 소실되고 목 주위의 근육이 경직되기 때문입니다. 결국 목 주변에 근육통이 생기게 되고, 어느 순간 목뼈가 어긋나게 됩니다. 이것이 목 디스크가 발생하는 전형적인 과정입니다.

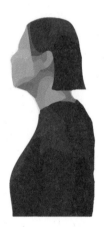

전형적인 거북목

목 디스크의 증상

두통이 자주 오고 뒷 목과 어깨에 통증이 있다.

특정 손가락이 저리고 감각이 무뎌진다.

어깨와 팔에 힘이 빠지고 얇아진다.

갑자기 손에 힘이 빠져 물건을 떨어뜨린다.

심할 경우 다리에 힘이 빠진다.

목 디스크 예방 방법 중 가장 좋은 것은 무엇일까요? 아무리 강조해도 지나치지 않은 이야기지만, 목의 자세를 바르게 유지하는 것입니다. 이와 더불어 수면 시 베개의 높이를 적절하게 한다거나, 컴퓨터 작업이나 독서할 때 눈의 위치에만 신경을 써도 목디스크 예방에 도움이 됩니다.

가장 중요한 것은 습관을 만드는 일입니다. 일단 습관으로 몸에 익게 되면 쉽게 디스크 예방을 할 수 있는데, 그 습관으로 만들기까지가 어렵습니다. 수면시 베개는 자연스러운 호흡이 가능하도록 너무 높지 않은 것을 사용해야 하며, 컴퓨터 작업 시에는 모니터를 눈 높이로

조정해서 목이 숙여지지 않도록 해야 합니다.

  평소에 책을 읽거나 컴퓨터 작업을 하는 경우, 한 시
간에 한번 이상의 스트레칭을 하셔야 합니다. 잠깐의 휴
식이라도 근육을 풀어주는 시간을 갖는다면, 목 주변과
어깨 근육을 풀어줄 수 있습니다. 그렇게 되면 만성 통
증이 생기는 것을 예방할 수 있습니다.

척추질환 이해하기 #2
퇴행성디스크

나도 혹시? -------------------------------
  앉아 있을 때 허리통증이 발생한다
  앉았다 일어날 때 통증으로 허리를 바로 펴기 힘들다
  허리가 시큰거리고 뻐근하거나 묵직하다

    사람의 신장이 측정 시간에 따라 다르다는 사실, 알고 계셨나요? 아침, 점심, 저녁 간격을 두고 키를 측정하면 아침에 키가 가장 큽니다. 그 이유는 밤새 누워있으면 낮 동안 중력으로 눌려있던 추간판 디스크에 수분이 보충되어 눌려있던 부분이 원상회복되며 늘어나 높이가 높아지게 되기 때문입니다.

나이가 들면 키가 줄어드는 현상도 수분이 빠지는 것과 관련이 있습니다. 퇴행성 디스크란 노화와 연골의 퇴행으로 추간판 디스크에 수분이 빠져나가 탄력이 소실되고 딱딱해지면서 마모가 시작되는 것입니다.

이런 원리로 퇴행성 디스크는 디스크의 높이를 줄어들게 합니다. 일단 진행된 연골의 퇴행을 되돌릴 방법은 아직 없습니다. 그래서 이상이 있다고 생각되면 검진을 받아보아야 합니다. 퇴행성 디스크의 진단은 MRI(자기공명영상)를 통해 확실하게 알 수 있습니다. 뼈의 마모나 디스크 높이 감소가 심한 경우 X-ray(단순방사선촬영)에서도 확인이 가능합니다.

주 증상은 추간판 디스크 탈출증과 비슷하지만, 이 경우 환자는 허리통증을 주로 호소합니다. 추간판 디스크의 퇴행성 변화로 섬유테에 균열이 생기면서 그 안으로 신경과 혈관이 자라 들어가 통증에 예민해지게 됩니다. 일단 퇴행성 디스크라고 진단되면 퇴행 변화를 늦추는 방법이 최선입니다.

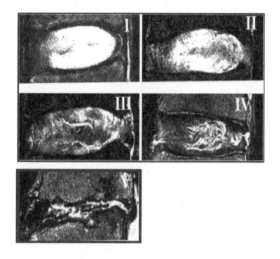

퇴행성 변화 과정

퇴행성 디스크 주요 증상

앉아 있을 때 허리를 앞으로 굽히면 허리통증이 악화된다.

앉았다 일어날 때 통증 때문에 허리를 바로 펴기 힘들다.

누우면 통증이 감소하고 움직이면 아프다.

앉아서 쉬면 허리가 아프고 걸으면 편하다.

허리가 시큰거리고 뻐근하거나 묵직하다.

다리 방사통(다른 부위로 퍼지는 듯한 통증)이 있다.

허리를 굽히거나 기침할 때 요통이 심해진다.

척추질환 이해하기 #3
척추관 협착증

　척추관 협착증은 주로 40대 이후 발생하며 50대에 발생률이 가장 높습니다. 척수의 통로인 척추관이 좁아지는 질환인데, 척추의 퇴행성 변화로 척추관절의 인대가 두꺼워져서 발생합니다. 두꺼워진 인대는 신경을 압박하게 됩니다. 추간판 탈출증은 허리를 굽힐 때 더 신경이 눌리게 되지만, 척추관 협착증은 허리를 굽힐 때 척추관이 더 넓어져 증상이 정 반대인 질환입니다. 진단은 MRI(자기공명영상)으로 확인이 가능합니다. 척추 분리증, 변형성 척추증, 추간판 탈출증 등의 합병증으로 같이 일어날 수 있습니다.

척추관 협착증 주요 증상

허리를 앞으로 구부리면 편하고 뒤로 젖히면 아프다.

앉아 쉬면 편하고 오래 서 있거나 걸으면 다리가 저리다.

마비, 경련, 저림, 근력 약화 등의 증세가 있다.

다리가 모호하게 쑤시거나 타는 듯한 통증이 있다.

허리보다 다리, 발쪽이 아프다.

허리가 아프다가도 움직이면 허리가 점점 부드러워 진다.

척추질환 이해하기 #4
척추 분리증

척추 분리증이란 척추와 척추를 잇는 연결고리가 끊어진 상태를 말합니다. 척추를 잇는 연결고리가 끊어지게 되면 척추는 제 기능을 할 수 없습니다. 이런 증상은 선천적인 경우도 있고, 외상이나 충격이 축적되면서 오랜 시간에 걸쳐 발생하는 경우도 있습니다. 주로 X-ray로 확인이 가능하며 뼈의 연결부위의 뼈가 골절된 상태로 추간판 디스크에 충격이 더 쉽게 가기 때문에, 추간판 디스크나 퇴행성 디스크의 합병증이 오는 경우가 많습니다.

이런 경우 허리가 불안정하기 때문에 당연히 과격한 스포츠는 피해야 합니다. 특히 허리를 과도하게 젖히는 동작은 피하는 것이 좋습니다. 척추 주변의 근육들을 강화해 나가는 운동을 하면, 척추 분리증이 추간판 디스크 탈출증이나 척추 전방전위증으로 진행하는 것을 예방할 수 있습니다.

척추 분리증이 진행되면 척추전방 전위증이 발생될 확률이 높습니다. 척추전방 전위증은 척추뼈가 앞으로 밀려나간 상태로 척추 분리증이 있는 경우 발생하기 쉽습니다. 나이가 들어서 생기는 퇴행성 변화에 의해 발생합니다. X-ray로 확인이 가능하며 단계별로 4단계로 분류하여 심할 경우 나사못고정술을 통해 교정합니다. 앞으로 밀린 척추뼈는 결국 신경 구멍이 좁아지기도 하여 다리 통증이나 마비증상이 나타납니다.

척추분리증 주요증상

관절 사이의 결손 부위와 허리 통증이 있다.

오래 걸으면 다리가 저리고 당기는 증상이 있다.

허리를 펴는 동작을 할 때 허리 통증이 발생한다.

다리로 뻗치는 듯한 통증(방사통)이 발생한다.

척추질환 이해하기 #5
척추 측만증

척추 측만증이란 정면에서 X-ray를 촬영했을 때 10도 이상 척추가 휜 경우를 말합니다. 학교에서 건강검진을 실시하면 건강하게 보이는 학생들 중 상당수가 척추 측만증이 있습니다. 특히 여자가 남자보다 7배 정도 더 많습니다. 성장기 때부터 측만의 각도가 계속 증가하는 것이 특징입니다.

여성의 경우 가방을 한쪽으로 매는 분들이 많고, 상대적으로 운동을 덜 하기때문에 척추 측만증 발병률이 높습니다. 척추 측만증이 진행되면 이미 진행된 각도를 되돌리기 위해서는 많은 시간과 노력이 소요됩니다. 그만큼 조기발견이 중요합니다. 따라서 조금이라도 증상이 있다면 진단을 받아보는 것이 좋습니다. 조기에 발견하면 비교적 수월하게 교정이 가능하기 때문입니다.

척추 측만증은 크게 기능적 척추 측만증과 특발성 척추 측만증으로 나뉩니다. 기능적 측만증은 비교적 원인이 뚜렷하고 교정이 쉽지만 특발성 측만증은 뚜렷한 원인이 없이 진행됩니다.

특발성 척추 측만증의 치료법은 수술 외에는 다른 방법이 없다고 알려져 있습니다. 그러나 최근에는 운동 요법으로 효과를 거두고 있는 사례들이 늘어나고 있습니다. 저희 병원에서도 운동요법을 시행하고 있으며, 운동요법에 대한 연구도 활발히 진행하고 있습니다. 운동요법의 핵심은 척추 구조의 정복을 통한 몸의 균형 찾기입니다. 척추의 바른 정렬 없이는 어떤 운동도 척추의 좌우 근육을 대칭으로 강화할 수 없기 때문입니다.

기능적 측만증은 허리디스크로 인한 통증과 근육비대칭으로 인한 골반이나 다리의 부정렬, 평상시 생활습관이나 바르지 못한 자세로 나타날 수 있습니다. 사고나 뼈의 기형으로 한쪽 다리가 짧아진 경우, 몸의 무게 중심은 한쪽으로 기울어지게 됩니다. 이런 식으로 측만증이 생긴 경우는 다리길이를 맞춰야 합니다.

측만증을 치료하고 이해하기 위해서는 두 가지 유형을 이해할 필요가 있습니다. 우선 골반이나 다리 등, 몸의 아래에서 시작된 변형이 위로 올라가면서 측만증을 일으키는 상향패턴이 있습니다. 그리고 턱관절의 불균형이 몸의 아래쪽까지 불균형을 야기하는 하행패턴이 있습니다.

하행패턴의 경우 턱관절의 불균형이 목 주변 근육의 비대칭을 만들고, 목뼈가 틀어지면 머리가 한쪽으로 기울어지게 됩니다. 이를 보상하기 위해 어깨가 한쪽이 올라가며 골반이 틀어지고 측만증이 생기게 됩니다. 불균형이 위로부터 아래로 이어져 내려온다는 의미로 하행패턴이라고 부릅니다. 이는 신경계통의 최상의 정점인 머리 부분부터 무너져 척추의 불균형이 생기게 되는 것을 의미합니다.

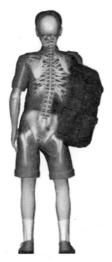

한 쪽으로 가방을 맨 경우 어깨와 허리의 틀어짐

척추 측만이 의심된다면 허리 굴곡을 살펴보아야 합니다. 허리 굴곡검사를 활용하면 X-ray를 찍지 않아도 가정에서 쉽게 측만증을 판별할 수 있습니다. 방법은 등의 높이를 측정하는 것인데 두 발을 모은 상태에서 허리를 구부려 등의 높이를 살펴보는 것입니다.

척추 측만의 진행을 예측하기 위해서는 성장잠재력, 성별 등을 살펴 봅니다. 성장이 완료된 성인의 경우 30도 미만은 더 이상 진행을 하지 않고, 30~50도의 경우에는 10~15도 정도 더 진행할 수 있습니다. 50도 이상에서는 매년 1도씩 진행될 수 있습니다. 40도 이상 진행된 여성들은 우울증과 같은 정신적 문제가 생기는 경우가 20%정도 됩니다.

만약 각도가 25도 이상이고 성장이 많이 남아있다면 교정 운동과 함께 보조기 착용을 고려할 수 있습니다. 운동과 함께 보스턴 보조기를 사용하면 효과적으로 척추 측만증을 교정할 수 있습니다. 보스턴 보조기는 미국에서 개발되어 현재 척추 측만증의 치료에 전 세계적으로 가장 많이 사용되고 있습니다. 장점은 흉부가 개방되어 가슴을 압박하지 않으며 가슴의 성장을 방해하지 않는다는 것입니다.

측만증이 발견되면 3~6개월 마다 X-ray 를 촬영하여 관찰하고, 정기적으로 허리를 굽혀 등 높이 검사를 하여 진행 정도를 확인해야 합니다. 또한 몸의 한쪽 부위만 사용하는 스포츠는 피하고 책가방을 한쪽으로 매지 않는 것이 좋습니다.

척추 측만증은 가정에서 쉽게 파악해 볼 수 있으나 교정 운동을 할 때에는 반드시 전문가의 지도를 받아야 합니다. 잘못된 운동은 증상을 악화시킬 수 있기 때문입니다. 치료 경험이 많은 숙련된 전문가의 도움을 받는 것이 좋습니다.

척추 측만증 자가 진단

똑바로 서 있을 때 양쪽 어깨의 높이가 비대칭이다.

안 쪽 날개죽지 뼈가 더 튀어나온 것처럼 보인다.

다리의 길이가 차이가 나거나 골반 비대칭이 있다.

책상에 오래 앉아 있기 힘들거나 허리가 아프다.

한 자세로 오래 있기 힘들거나 자주 넘어진다.

원인 없이 호흡기나 소화기 계통의 장애가 있다.

한 쪽 신발이 유독 빨리 닳는다.

척추질환 이해하기 #6
척추수술 후 실패 증후군

척추전문 병원에서 허리가 아파 걷기도 힘들고 몸을 움직이지 못하게 된 환자에게 수술을 권하던 시절이 있었습니다. 환자에게는 수술 후 바로 걸어서 나갈 수 있다고 이야기하는 병원도 있었다고 합니다. 그러나 실상은 수술을 하고도 증상이 재발되거나 통증이 지속되는 경우가 많았습니다. 저희 병원에 오신 환자들 중에도 이미 타 병원에서 많게는 네 번의 수술을 한 환자들도 있었습니다. 이렇게 수술을 권하던 시류가 유행했던 것이 불과 10년 전의 일입니다. 그러나 지금은 비수술적 치료를 더 중요시하고 있습니다.

척추수술 실패 증후군은 허리 수술을 했던 환자가 통증이 재발 또는 악화되는 것을 말합니다. 수술 후 통증이 남아있는 경우에도 해당되며, 주로 디스크나 협착증 등의 문제로 수술을 한 경우가 많습니다. 이런 경우 환자는 병원 치료를 불신하게 됩니다. 또한 부적절한 치료를 하는 경우도 발생합니다. 물론 수술 부위가 아닌 다른 부위의 문제로 통증이 나타날 수도 있으니, 추가적인 진단과 치료는 꼭 받아야 합니다.

증상이 악화되었다면 몸의 균형을 정밀하게 점검해 보아야 합니다. 그러지 않은 채로 일상 생활로 돌아가면 머지않아 또 문제가 발생합니다. 골반과 다리, 척추의 불균형을 그대로 두고 수술을 하는 것은 언 발에 오줌을 누는 격입니다. 그래서 운동치료와 추나치료, 도수치료가 중요합니다. 척추를 바로 세우고 균형 있는 몸을 만들어가면서 생활습관을 개선해야 척추질환에서 벗어날 수 있습니다.

허리 통증에 좋은 차

1. 우슬

우슬은 그 형태가 소의 무릎을 닮아 있는데 무릎의 질환을 치료하는 효능이 있습니다. 관절염, 류머티스성 관절염, 타박 관련 염증에 우슬을 다려 먹으면 좋습니다. 사포닌과 다량의 칼슘을 함유하고 있습니다. 혈관을 확장시키는 효과가 있으며 혈압강하 작용을 하기도 합니다. 설사, 자궁출혈이 있는 경우나 임산부에게 사용하면 안됩니다.

우슬 먹는 법: 물 2~2.5리터에 우슬 뿌리 20~30g을 넣습니다. 30분 정도 끓여 차로 마십니다.

2. 두충

두충나무는 잎과 껍질에 투명한 섬유질이 많은 것이 특징입니다. 두충나무 껍질은 근육과 뼈를 튼튼하게 하며, 요통, 무릎통, 몸이 차서 생기는 양위(陽萎), 하복냉감, 소변 자주 보는 증상, 태동불안, 자궁출혈 등을 치료합니다. 고혈압 관련 질환과 간신(肝腎)기능이 약한 경우 효과적입니다. 시중에서 두충을 끓여 차로 먹어도 되고, 음료수나 보리차처럼 나에게 맞는 약재와 섞어 마셔도 좋습니다. 관절이 좋지 않은 경우 약재로 두충과 우슬뿌리를 함께 사용하곤 합니다. 두 약초는 궁합이 잘 맞기에 함께 넣고 차로 달여 먹어도 좋습니다. 여기에 가시오가피를 함께 끓여 먹어도 좋습니다. 가시오가피는 아칸토사이드 D성분이 들어있어서 뼈와 관절에 좋습니다.

두충 먹는 법: 물 2리터에 말린 두충나무 껍질 30g 정도를 넣고 40분 가량 끓인 다음 차로 먹습니다.

척추 안정화 근육
활성화시키기

　허리가 아플 때 복대를 하면 통증이 감소됩니다. 하지만 복대를 오래 착용할수록 척추 근육은 약해집니다. 그 이유는 몸이 복대를 착용한 상태에 익숙해지게 되어, 허리의 힘으로 버티기 보다는 복대에 의존하게 되기 때문입니다. 복대는 단기적으로 통증을 감소시켜주기는 하지만, 장기간 착용시 오히려 허리의 힘을 약하게 만들 수 있습니다. 그렇다면 복대를 하지 않고도 통증을 해결할 수 있는 방법은 없을까요?

해답은 우리 몸 속에 있는 자연산 복대를 이용하는 것입니다. 우리 몸의 자연산 복대란 심부에 있는 척추 안정화 근육입니다. 척추 안정화 근육을 강화시키고 심부 안정화근육을 활성화시키면 몸이 안정화되면서 척추를 지지 할 수 있습니다. 심부근육은 관절에 가까이 붙어 몸을 움직일 때 먼저 수축하도록 되어 있습니다.

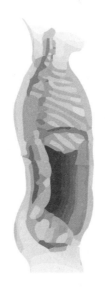

척추안정화 근육 (진한 부분)

팔을 들어올릴 때를 생각해 봅시다. 팔근육보다 먼저 수축하는 근육이 있습니다. 바로 배가로근(복횡근)입니다. 배가로근은 수축하면서 척추를 안정화시켜 관절을 지지합니다. 이런 방식으로 척추안정화 근육은 우리 몸의 배와 척추 뿐만 아니라 다양한 움직임에 관여합니다.

척추안정화 근육은 네 개의 근육이 하나로 되어 있습니다. 위 그림에서 볼 수 있 듯 배가로근(복횡근), 뭇갈래근(다열근), 골반기저근, 그리고 가로막(횡격막)입니다. 이들은 하나의 돔 형태로 되어있습니다. 이렇게 구성되어 있는 척추안정화 근육은 다음에서 소개할 신전운동을 통해서 안정화시킬 수 있습니다. 신전운동을 활용하면 매일 5~10분 정도의 간단한 동작으로도 몸의 중심을 잡아주는 근육들을 활성화시킬 수 있습니다.

'신전운동'으로
허리를 안정화시키자

'굽은 등을 펴세요.' 제가 늘 환자들에게 하는 말입니다. 하지만 너무나 간단해 보이는 이 말을 실천하기는 정말 어렵습니다. 머리로는 이해했지만 몸으로 실천하는 데에는 각고의 노력이 필요하기 때문입니다. 한 연구에 의하면 오랫동안 몸에 밴 습관을 바꾸는 데에는 최소 두 달 이상의 꾸준한 반복이 필요하다고 합니다.

허리가 자주 아프신 분들을 위해 집에서도 통증을 완화하고 굽은 등을 회복시킬 수 있는 방법을 말씀드리겠습니다. 굽은 등을 펴지게 하는 가장 좋은 방법은 매일 아침마다 신전운동을 하는 것입니다. 중요한 점은 아침에 일어나자마자 하는 것입니다. 아침에 눈을 뜨면 바닥에서 메트를 깔고 신전운동을 해 보세요. 그리고 스마트폰의 메모앱이나 스케줄표에 간단하게 60일(두 달)만 꾸준하게 기록하면서 스스로를 관리하세요. 두 달 정도 하게 되면 책상에 오래 앉아 있어도 힘들거나 허리가 아픈 정도, 어깨 결림 등을 느끼는 정도가 줄어들 것입니다.

신전운동은 정말 단순하고 쉬운 운동입니다. 이렇게 단순한 움직임을 주기적으로 하게 되면 우리 몸의 근육과 골격은 자극을 통해 원래의 자리로 돌아가게 도와줍니다. 매일 3~5분 정도의 시간이면 됩니다. 잠깐의 시간 투자가 허리 근육을 강하게 해주며 균형을 회복시켜줍니다. 허리가 아프거나 등에 통증이 있다면 신전운동은 필수입니다.

다음은 신전운동을 하는 방법입니다. 처음 신전운동을 하는 경우에는 가족이나 친구에게 자세를 보아달라고 하는 것이 좋습니다. 정확한 자세로 원하는 부위에 자극이 들어가고 있는지 처음에는 알기 어렵기 때문입니다. 누군가가 옆에 없을 경우 내 자세를 스마트폰으로 찍어 사진과 비교해 보는 것도 좋은 방법입니다.

신전운동 1단계

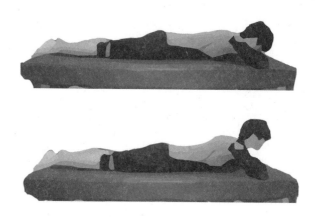

통증이 심한 경우 갑자기 허리를 무리하게 젖히면 허리와 다리통증이 더 심해질 수 있습니다. 신전 운동 1단계는 엎드려 있는 자세입니다. 엎드린 자세에서 통증이 없는 경우 머리만 뒤로 젖힙니다. 이때 호흡은 앞서 배운 대로 가슴우리(흉곽)를 확장과 수축을 반복하며 괄약

근을 지긋이 조여줍니다. 그러면서 심부근육 및 척추근육을 이완시켜 줍니다. 통증이 심하지 않을 경우 다음 단계의 신전운동으로 넘어갑니다.

신전운동 2단계 (등 부위 신전)

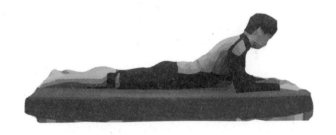

신전운동 2단계로 등 부위에 집중하여 뒤로 젖혀줍니다. 허리가 신전이 안되는 범위에서 등 부위에 집중합니다. 등 부위의 자극을 통한 밸런스 회복 운동이며, 특히 등이 굽은 체형에 효과적입니다. 이 때 등 부위의 근육 자극을 느끼는 것이 중요합니다. 바른 자세를 유지하도록 노력하면서 정신을 등 근육에 집중합니다.

신전운동 3단계(척추 전체의 신전)

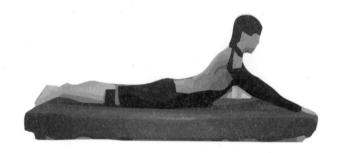

　마지막은 목, 등, 허리 전체를 이용하여 활 모양을 만들어주는 신전운동입니다. 여기서 중요한 것은 어느 한 곳으로 과도하게 젖혀지는지를 확인하는 것입니다. 정확한 밸런스를 유지하면서 균형을 잡아나가는 연습을 꾸준히 해봅시다.

　상체를 위로 들어올릴 때에는 어깨가 올라가지 않게 힘을 빼고 가슴을 위로 올린다는 느낌으로 뒤로 젖혀줌니다. 높이는 팔이 몸에 가까워질수록 더 많이 젖혀지기 때문에 통증의 정도나 허리만 과도하게 젖혀지지 않는 범위로 적절히 조절합니다.

두통, 목과 어깨 통증,
근막통증 증후군

우리는 '담에 걸렸다'라는 표현을 자주 접합니다. 담이 걸린 것은 어떤 경우일까요? 일반적으로는 목과 어깨가 뻐근한 경우, 근육을 제대로 움직일 수 없는 경우, 피곤한 느낌이 여러 군데서 발생하는 경우를 말합니다. 담의 원인은 근육에 난 상처입니다.

아시다시피 근육은 수축과 이완을 통해 작용합니다. 정상적인 상황이라면 수축할 때는 근육 길이가 줄어들게 됩니다. 그런데 잘못된 자세로 근육 길이가 유지된 채로 근육이 수축을 하게 되면 근육은 손상을 입게 됩니다. 대표적인 예가 거북목 자세입니다. 거북목 자세처럼 머리를 앞으로 내밀면 근육이 긴장합니다. 이때 근육의 길이는 그대로지만 목, 어깨, 턱 주변 근육이 수축됩니다. 그러면서 굳어진 근육은 세포에 혈액 공급을 방해하고, 세포는 산소 부족에 빠지게 됩니다. 결과적으로 대사작용에 문제가 생기고, 몸에 해로운 대사물질이 분비됩니다. 그러면서 근육에 상처가 나게 되는 것입니다.

문제는 상처가 낫는 과정에서 밧줄을 묶은 듯한 띠(매듭) 형태의 흉터가 생기게 된다는 것입니다. 띠(매듭)와 같은 흉터로 인해 근육의 길이가 줄어들고, 평상시에도 근육은 수축 상태가 됩니다. 여기가 바로 통증을 일으키는 유발점으로 작용하게 됩니다. 담에 걸리거나 근육통이 생긴 경우, 통증이 있는 곳을 누르면 딱딱한 알갱이 형태로 만져지는 곳이 있습니다. 이곳이 바로 매듭이 생긴 통증 유발점입니다.

손상된 근육은 매듭이 있어 정상 근섬유와 달리 스트레칭을 해도 잘 늘어나지 않습니다. 근육이 짧아진 상태로 탄력도 떨어져 뼈가 붙어있는 자리까지 근육이 당겨지면서 관절이 아픈 듯한 느낌을 주기도 합니다.

통증유발점trigger point이 활동을 시작하면 통증이나 자율신경 실조 증상이 나타납니다. 누구나 통증 유발점을 갖고 있습니다. 활동을 시작했느냐 아니냐의 차이에 따라 통증이 있느냐 없느냐가 결정됩니다. 그래서 통증 유발점이 활동을 하지 못하게 우리는 몸의 균형을 유지하는 자세와 운동을 필요로 합니다.

한 근육에서 만져지는 이 단단한 띠를 눌렀을 때, 그 부위 이외에 다른 곳에서도 통증이 느껴집니다. 이런 통증을 연관통referred pain이라고 합니다. 연관통은 통증의 원인과 결과가 각기 다른 부위에 존재합니다. 이것이 바로 아픈 부위만 치료해서 되는 것이 아니라, '나를 아프게하는 진실'을 찾아야 하는 이유입니다.

근막통증 증후군으로 목 어깨의 통증을 앓고 있는 대부분의 환자들은 턱관절 장애도 가지고 있습니다. 몸의 근육이 사슬처럼 연결되어 있기 때문입니다. 목 주위 근육은 머리 근육, 특히 씹는 근육과 뗄 수가 없습니다. 일명 '씹기근'의 불균형은 얼굴을 틀어지게 합니다. 안면비대칭에서 빼놓을 수 없는 씹기근(저작근)은 총 4가지로 턱관절의 움직임에 직접 관여합니다.

턱관절장애가 턱관절의 움직임에 관여하는 직접적인 근육 뿐만 아니라, 그와 연관된 목주변의 근육들까지 불균형과 통증을 일으킬 수 있습니다.

목 주변 근육의 불균형은 머리를 기울어지게 하여 목, 어깨 두통을 유발할 수 있습니다. 또한 혈관이나 신경을 압박하여 머리로 가는 혈류량을 감소시킵니다. 그래서 팔 저림 증상도 나타날 수 있습니다.

턱관절과 연관된 목 주변 근육들은 뒤통수 밑근, 등세모근. 목 빗근, 머리 널판근, 목 널판근, 어깨올림근 등이 있습니다. 목 주변 근육의 통증유발점은 거북 목과 같은 만성적인 자세변형이나 머리와 목에 직접적인 충격을 받아 생긴 편타성 손상whiplash injury에 의해 활성화됩니다. 때로는 목을 앞으로 구부정하게 빼고 오래 있

을 경우에, 근육을 긴장시키는 고정된 자세 등으로 인해
통증이 유발됩니다.

목 통증에 좋은 차

1. 계지

계지는 육계나무(계피나무)의 어린 가지를 이용해 만든 약재입니다. 우선 계지는 경락을 따뜻하게 하며 땀을 나게 합니다. 그리고 몸이 차서 혈액이 정체되는 증상을 치료해줍니다. 주의할 점은 임산부와 생리 중인 여성은 드시면 안 된다는 것입니다

계지차 먹는 법: 물을 붓고 약 20분 달입니다. 꿀이나, 잣 등과 함께 드시면 좋습니다.

2. 모과

맛은 시고 성질은 따뜻합니다. 위장의 기능을 회복시켜 줍니다. 관절통과 피로회복에도 좋습니다.

모과차 먹는 법: 말린 모과를 끓여서 마시는 방법과 즙을 끓는 물에 넣어 마시는 방법이 있습니다. 꿀과 대추와 함께 드시면 좋습니다. 너무 오래 끓이면 맛이 떨어지는 경우가 있으니 유의하셔야 합니다.

몸은 끈으로 이어져 있다: '근막경선'을 이해하자

우리 몸은 근막이라는 조직으로 연결되어 있습니다. 근막은 근육을 싸고 있는데, 모든 방향에 움직임이 일어나고 긴장 또는 신장이 될 수 있는 특징이 있습니다. 따라서 움직일 때 나타나는 한 부분의 긴장은 근막경선 Myofascial meridian을 따라 몸 전체에 긴장(장력)을 분산시키게 됩니다.

턱관절의 불균형이 우리 신체 전반에 걸쳐 영향을 준다고 설명해 드렸는데, 그 근거와 몸의 작동원리를 알려드리겠습니다. 턱관절과 몸 전체가 관련되어있다는 근거가 될 수 있는 부분이 바로 근막경선입니다. 턱관절 문제는 목 주변 근육의 긴장을 야기하고, 결과적으로 먼 곳에 떨어진 근육까지 긴장시킵니다. 근육은 근막 Myofarcia이라는 콜라겐 섬유들로 둘러싸여 있으며, 근막은 근육, 인대, 힘줄까지 서로 연결되어 있습니다. 발바닥부터 정수리까지 우리 몸은 3차원적인 유기적 조직망으로 구성되어 있습니다.

근막은 하나로 이어져 있습니다. 하나로 모든 근막이 이어져 만들어진 선이 근막경선입니다. 표면과 후면 전방 라인부터 외측선, 나선선, 심부전방선까지 모두 목을 통과하지 않는 경선은 없습니다. 턱관절의 불균형은 목 주변 근육의 불균형을 야기하고, 이러한 근육의 불균형은 근막경선의 변형을 만들어서 신체 전체에 영향을 미친다는 것입니다. 심지어 심부전방선은 턱관절근육인 씹기근(저작근)과 혀까지 직접적으로 연결되어 있습니다. 물론 근막경선에 영향을 미치는 요인은 턱관절 뿐만은 아닙니다.

발의 변형은 위로 올라가며 신체에 영향을 미치기도 합니다. 우리 신체를 둘러싸고 있는 근막경선의 대표적인 경선들과 턱관절과 직접적인 관계에 있는 심부전방선에 대해 자세히 알아봅시다.

유일하게 턱관절과 직접적 연결이 되어있는 심부전방선은 근막경선의 코어core라 할 수 있습니다. 외측선, 표면 전방선과 표면 후방선 사이에 끼어 있으며, 나선형과 기능선에 의해 둘러싸여 있습니다. 또한 폐와 가로막(횡격막)까지 연결이 되어 호흡운동에도 관여합니다.

실제로 턱관절에 문제가 있으면 호흡을 하다가 원인 모를 가슴 통증을 호소하는 경우가 많습니다. 심부전방선은 목부위에서 다시 3개의 심부로 나뉘어 올라가는데, 이는 심부근육이 복잡한 구조로 되어 있기 때문입니다.

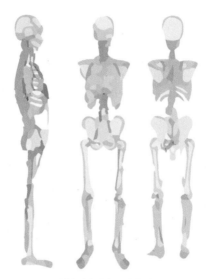
심부전방선과 몸의 골격

    우리 몸은 정수리부터 발바닥까지 하나의 연속된 막인 근막경선으로 둘러싸여 있습니다. 그렇기 때문에 해부학의 이론으로 보아도 머리뼈에서 가장 많은 움직임을 담당하는 턱관절의 균형이 무너지면 목뼈, 등뼈, 허리뼈, 골반이 차례로 무너지게 되는 것입니다.

Chapter 3

두통, 피로,
신경질환의 숨은 원인

두통,
머리와 목의 연결고리

　병원을 찾은 환자 중 특히 기억에 남는 환자가 있습니다. 두통으로 수능시험을 포기했던 학생이었습니다. 아직도 처음 만났을 때의 모습이 기억에 생생합니다. 그 학생은 수개월 동안 여러 병원을 다녀봤지만 두통의 원인을 찾을 수 없었다며 답답함을 토로했습니다. 키가 큰 체형의 학생이었는데 몸은 구부정해 보였습니다. 상담을 하는 동안 몸에 맞지 않는 작은 책상에서 공부하는 학생의 모습이 떠올랐습니다.

저와 의료진은 우선 척추와 턱관절 검사를 시행했습니다. 몇 군데 의심되는 부위를 발견했고 차례로 균형을 맞추기 위한 치료에 들어갔습니다. 두통약의 처방 없이 균형 치료를 시행했습니다. 그랬더니 치료를 시작한 지 한 달 만에 두통이 사라졌습니다.

수능시험을 포기해야 할 정도로 학생은 저작근과 목주위 근육, 뒤통수밑근육이 긴장한 상태였습니다. 그래서 당연히 두통이 생길 수밖에 없었습니다. 그리고 턱관절 문제가 만든 목뼈의 변형으로 목뼈1번과 2번이 틀어져 있었습니다. 목뼈에는 유일하게 뇌로 가는 혈관구멍이 있는데 그구멍으로 추골동맥이 지나갑니다. 목뼈1번과 2번이 틀어지면서 추골동맥을 압박하게 되고, 결과적으로 뇌의 혈액공급이 원활하지 않았던 것입니다.

앞의 이야기는 하나의 사례이고 두통의 원인은 다양합니다. 혈압이 높거나 소화장애, 머리 주변 근육의 긴장이 심한 경우에도 두통은 발생할 수 있습니다. 그래서 정확한 진단을 하기 힘든 경우가 많습니다. 그런데 우리가 간과하는 중요한 원인이 몸의 균형입니다. 만성적으로 두통으로 고통받으시는 분들은 꼭 챙겨보시기 바랍니다. 몸의 균형이 깨지면 두통, 이명, 난청, 어지러움 등의 증상이 발생하기 때문입니다.

머리로 올라가는 추골동맥이 눌려서 오는 두통도 있습니다. 편두통의 경우 뇌로 들어가는 양측 혈류량의 차이로 생긴다고 합니다. 몸에 균형이 깨지고 턱관절 장애가 발생하면, 뒤통수밑근육의 긴장을 유발하여 머리로 가는 혈관과 신경을 압박할 수 있습니다. 그래서 두통과 눈 주변에 통증이 생기게 되는 것입니다.

두통, 생리불순, 무월경의 문제도 마찬가지입니다. 몸의 균형이 어딘가에서 틀어져있고 턱관절 균형이 안맞는 환자의 경우, 머리뼈의 하나인 나비뼈가 변형된 경우가 많습니다. 나비뼈 위에 있는 뇌하수체에서 호르몬 분비에 문제가 생깁니다. 그로 인해서 두통이 발생하거나 여성의 경우 월경불순이나 무월경이 생기기도 합니다.

우리 몸은 뇌에서 말초로 이어지는 신경에 지배를 받게 되기 때문에 어느 한 곳 영향이 안가는 곳이 없습니다. 이 경우는 교통사고 환자 치료에서 바로 나타납니다. 교통사고 환자는 목의 손상을 입게 되는데, 이런 경우 대부분 턱관절에 문제가 급성으로 발생합니다. 실제로 턱관절 교정으로 두통과 목의 통증이 사라지는 경우가 많이 있습니다.

또 한가지, 중풍환자의 경우 뇌에서 척수로 이어지는 연결고리가 막힌 부분을 풀어주는 방법이 있습니다. 턱관절과 연결된 뒤통수밑근과 저작근의 기능을 회복시키면 균형을 잃고 절뚝거리는 걸음걸이의 개선이 빠르게 나타납니다. 중풍환자의 경우 나비뼈 교정과 턱관절의 균형을 바로 잡는 것이 재활치료에 큰 도움이 되기 때문에 중풍환자 재활에 적극 활용하고 있습니다.

원인 모를 두통이 있다면 턱관절의 사소한 문제가 있는지 먼저 살펴 보세요. 턱관절 문제를 해결한다면 두통은 자연스럽게 사라질 것입니다. 얼굴의 좌우비대칭이 있으면서 두통이 있다면 저작근의 균형을 바로잡고 나비뼈를 바로 세워주는 치료가 필요합니다. 그러면 통증도 사라지고 얼굴도 예뻐지게 됩니다.

두통으로 내원하신 50대 남성이 있었습니다. 이분은 턱관절의 문제는 모른 채, 단지 자신의 팔자주름의 좌우가 다른 것만 알고 있었습니다. 이 환자에게 턱관절 치료와 나비뼈 교정을 시행하고 목주위 근육을 풀어주었습니다. 그랬더니 통증이 사라졌습니다. 빠른 완치에 놀란 환자가 갑자기 큰소리로 이렇게 말하는 것이었습니다.

"원장님! 제가 말을 안하고 있었습니다만, 사실 10년이 넘게 난청으로 고생하고 있었습니다. 그런데 치료를 받다보니 난청 증세가 사라졌습니다."

나비뼈 교정 시행 결과 청력이 개선되었던 것입니다. 턱관절과 유기적으로 연결된 나비뼈에는 삼차신경이 머리에서 나오는 구멍이 있는데, 나비뼈의 뒤틀림을 해결하자 귀로 들어가는 신경이 회복되었던 것입니다.

구안와사라고 하는 단순 안면마비 증상이 있으신 분들에게도 나비뼈 치료는 마비 증상을 빠르게 회복하게 하는데 도움을 줍니다. 이때도 턱관절의 이상은 꼭 확인해야합니다.

두통에 좋은 차

1.박하

해열과 풍열 그리고 폐렴과 폐결핵 등에 효능이 좋습니다. 진통과 치통,기관지염과 두통 그리고 변비, 소화불량, 위경련 등에 도움이 됩니다. 찬 성질을 가지고 있습니다.

2.국화

플라보노이드 성분이 풍부하여 항산화 작용과 암세포 증식이나 전이를 억제합니다. 풍부한 콜린 성분이 중추신경을 안정시켜주며 머리를 맑게 하고 두통을 완화해 줍니다. 눈의 피로나 충혈된 눈을 회복하는 데 도움을 줍니다. 구취 제거에도 좋습니다.

*임신중이신 분, 혈액희석제를 복용하시는 분은 피해야 합니다.

얼굴 통증,
무엇이 문제일까?

특별한 이유없이 얼굴에 통증을 호소하며 병원을 찾는 환자들이 있습니다. 보통 원인을 모르겠다면서 통증을 호소하는데, 상당부분 턱관절 디스크가 통증의 원인입니다. 아픈 부위가 턱관절이 아니기에, 환자들은 턱관절이 원인이라는 생각을 못합니다.

턱관절은 디스크가 손상되어도 통증을 느끼지 못하기 때문입니다. 그 대신 디스크 뒤에 있는 원판인대에서 통증이 느껴집니다. 턱관절 문제는 목 주변의 근육들까지 불균형과 긴장을 만들 수 있습니다. 이러한 목 주변 근육의 불균형과 긴장은 머리를 기울어지게 하고 목, 어깨 통증, 두통 그리고 얼굴 통증까지 유발합니다.

또한 혈관이나 신경을 압박하여 머리로 가는 혈류량을 감소시킵니다. 뇌 혈류에 문제를 만들기도 하고 팔로 내려가는 혈액이나 신경의 흐름을 막아 팔을 저리게도 합니다. 이렇듯 턱관절의 문제는 얼굴, 목, 어깨나 팔 등 주변의 문제인 것처럼 느껴집니다.

그렇기 때문에 디스크나 관절, 얼굴의 문제에 대한 적절한 치료가 이루어 않는 경우가 발생하는 것입니다. 얼굴 통증의 경우에도 턱관절 디스크의 문제인지를 면밀히 살펴보아야 합니다. 턱관절은 자신의 문제를 처음부터 드러내지 않습니다.

균형점 회복으로 치료하는
내장기관과 호르몬의 문제

"원장님, 감사합니다! 그동안 소화도 안되고 등이 아팠는데, 병원에 가서 위내시경이나 척추 정밀검사를 해도 아무 이상이 없다고만 했습니다. 그렇게 일년 넘게 통증과 소화불량으로 고통받았는데 이제야 살 것 같습니다."

50대 남성 환자가 치료가 끝난 뒤 한 말이었습니다. 다른 곳에서 원인을 알 수 없었던 환자들의 소화불량과 통증의 치료가 가능했던 것은 역시 몸의 균형점 회복이었습니다. 결국 장기를 조절하는 신경들은 뇌신경과 등뼈에서 나오기 때문입니다. 저도 사람의 몸을 다루는 의사로서 우리 몸의 정밀함에 때로는 놀라곤 합니다.

특히 신경은 굉장히 예민해서 약간의 압력변화에도 신경전달에 문제가 생기게 됩니다. 턱관절 불균형으로 시작된 척추의 부정렬은 심장은 물론 간, 위, 소장, 대장 등을 지배하는 신경에 분명한 문제를 야기합니다. 대부분의 환자들은 이를 인지하지 못하고 있다가, 그 증세가 심각해지면 그제서야 알게 됩니다.

몸의 불균형이 야기하는 문제는 소화불량과 통증에만 한정되지 않습니다. 진짜 무서운 것은 몸의 불균형이 호르몬의 이상을 야기한다는 사실입니다. 우선 호르몬 불균형을 이해하기 위해서는 뇌하수체와 관련된 메커니즘을 이해해야 합니다. 누구나 학창시절에 뇌하수체에 대해서는 들어본 기억이 있을 것입니다.

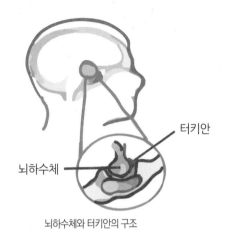

터키안

뇌하수체

뇌하수체와 터키안의 구조

　뇌하수체가 중요한 이유는 뇌하수체가 내분비계의 사령탑이기 때문입니다. 뇌하수체는 우리 몸의 호르몬 분비와 조절에 관여합니다. 뇌하수체에서는 성장 호르몬이 분비됩니다. 성장 호르몬은 아이들 성장에도 중요하며 노화 방지에도 큰 역할을 합니다. 또한 뇌하수체는 갑상샘자극호르몬, 프로락틴(젖분비호르몬), 항체형성호르몬, 월경과 관련된 난포자극 호르몬과도 연관이 있습니다. 그래서 자세의 불균형과 턱관절 문제가 생리불순 등의 호르몬 관련 질병을 유발하는 것입니다.

나쁜 자세나 습관으로 인해 턱관절의 불균형이 발생했다면, 나비뼈가 좌우, 앞뒤, 위, 아래 방향으로 변형이 오게 됩니다. 그러면 나비뼈의 터키안Sellaturcica이라는 곳 위에 있는 뇌하수체 호르몬의 분비기능에 문제가 생깁니다.

나비뼈는 머리뼈에서 중요한 위치에 있습니다. 턱관절의 디스크가 눌리면 나비뼈가 뒤틀리는데, 나비뼈에 있는 구멍으로부터 뇌신경 중 삼차신경이 얼굴로 나옵니다. 그래서 턱관절의 문제가 뇌신경에도 영향을 주는 것입니다.

특히 삼차신경Trigeminal Nerve을 압박할 경우 삼차신경통이 발생할 수 있습니다. 삼차신경에 변화가 생기면 얼굴의 감각이상, 저작근의 약화, 통증 등이 발생합니다. 삼차신경통은 얼굴에 통증이 발생해서 견디기 힘든 경우가 많습니다. 그래서 스테로이드성 진통제를 사용하곤 합니다.

턱관절과 나비뼈의 교정을 통한 균형 회복은 삼차신경통의 개선을 가져올 수 있습니다.

치매, 예방할 수 있다:
뇌 기능 향상과 저작운동

치매는 노령인구의 증가에 따라 매년 증가하고 있습니다. 우리나라의 경우 10명의 노령 인구 중 1명이 치매를 앓고 있습니다. 그리고 계속 증가하는 추세에 있습니다. 치매의 무서움은 환자 개인의 기억 상실에 있는 것만이 아닙니다. 환자의 인격 파괴는 물론 가정적, 사회적으로 큰 영향을 미치는 질환이라는 데 그 심각성이 있습니다. 국가적으로 치매와 관련된 경제 손실도 증가하고 있습니다. 치매는 완치가 쉽지 않기 때문에 예방이 특히 중요합니다.

치매란 몇 가지 원인에 의해 뇌기능이 손상되면서 기억력이 저하되어 일상생활에 지장이 생긴 상태를 말합니다. 치매에 걸리게 되면 기억력 감퇴, 언어능력 저하, 시간이나 공간을 파악하는 능력의 저하가 나타납니다. 치매가 발생하게 되는 경우는 여러 가지이지만, 한국의 경우 알츠하이머*와 혈관성 치매**가 동반되어 오는 경우가 가장 많습니다. 그나마 희망적인 사실은, 혈관성 치매는 알츠하이머 등 다른 치매 원인에 비해 예방 가능성이 높다는 것입니다.

한의학에서 치매를 예방하고 기억력을 증진시키는 전통적 방법 중 고치법이라는 것이 있습니다. 두드릴 고(叩), 이 치(齒), 법 법(法)이라는 글자 그대로, 고치법은 아침에 일어나서 치아를 36회 두드리는 운동입니다. 치아를 두드리는 것만으로 운동이 될까요? 너무 간단해서 별 것 아닌 것 같지만, 고치법이 우리 뇌를 활성화시켜준다는 사실은 최근 논문으로도 증명되었습니다. 최근에는 경험적으로 전승된 고치법에 대한 이론적 근거(EBM)를 제시한 논문이 발표되었습니다.

예전에도 성장기에 잘 씹으면 학습 능력이 높아진다는 보고는 있었습니다. 그러나 이론적인 근거는 분명하지 못했습니다.

그런데 저작 운동이 뇌의 혈류량을 증가시킨다는 사실이 실험으로 밝혀졌고, 다수의 연구자가 저작운동과 신체와의 상관관계를 밝혀낸 것입니다. 혈류량의 증가는 세포에 필요한 산소와 영양을 충분히 공급하여 뇌신경 세포의 활동을 원활하게 합니다. 결과적으로 저작운동은 뇌 속의 신경 회로를 활성화시키고, 각성 수준과 인지력을 향상시켜줍니다. 그래서 간접적으로 치매를 예방 할 수 있는 것입니다.

매일 5분 투자로
치매를 예방하는 '고치법'

한의학에서 말하는 고치법을 매일 5분씩만 한다면 치매를 예방할 수 있습니다. 고치법은 치아를 부딪혀 주는 간단한 운동이지만 뇌, 순환기, 소화기의 기능을 활성화시켜줍니다. 치아(어금니)를 딱딱 부딪히면서 생기는 교합은 뇌에 신호를 주게 됩니다. 그러면서 뇌척수액의 순환과 소화기관을 활성화시켜 줍니다. 이것은 한의학에서 양생법의 일종으로 병에 걸리지 않도록 건강관리를 잘 하여 오래 살기를 꾀하는 방법입니다. 인간을 소우주로 보고 자연의 변화에 순응하며 생기를 보존하는 방법입니다.

고치법은 우선 바른 자세로 앉거나 서 있는 상태에서 하는 것이 좋습니다. 매일 아침에 일어나 바른 자세로 입을 다문 상태에서 윗니와 아랫니를 부딪칩니다. 앞니를 부딪치는 것보다는 어금니를 부딪치는 느낌으로 합니다. 이렇게 윗니와 아랫니를 부딪치다 보면 입 안에 침이 고이게 되는데, 이를 반드시 세 번에 나눠 삼킵니다. 이런 동작을 집중력있게 36번을 반복합니다.

이렇게 간단한 운동이 치매를 예방할 수 있을까?라고 의심이 드시는 분들은 직접 하면서 몸의 변화를 느껴보시기 바랍니다. 한의학의 효능은 최근 들어서야 비로소 현대의학에서 과학적으로 밝혀지고 있는 실정입니다.

반드시 실천해야 할
치매 예방 습관

오메가3 섭취와 비타민D 수준을 증가시키게 되면 알츠하이머 예방에 큰 효과가 있습니다. 직장인의 경우 아침 조깅이나 점심 식사 후 20분 정도의 산책을 권해드립니다. 하지만 대부분의 직장인들이 출근시간보다 일찍 일어나 무엇인가를 해야 하는데 큰 부담을 느낍니다. 그럴 때에는 커피를 마시는 시간을 활용하시면 됩니다.

대부분의 직장인들이 점심 식사 후 20분정도의 티타임을 가지게 됩니다. 햇살이 비추는 까페에 앉아 커피를 마시며 이

야기를 나누거나 테이크아웃하여 동료들이나 지인들과 함께 햇빛을 받으며 산책을 하세요. 앉아서 이야기를 나누는 것보다 한바퀴 돌며 계절의 변화를 느끼고 담소를 나눠보는 습관을 기른다면 건강하고 활력있는 생활을 유지할 수 있을 것입니다.

식사 습관 또한 중요합니다. 고기보다는 생선을 섭취하시는 습관을 기르셔야 합니다. 등푸른 생선이 몸에 좋다는 이야기는 많이 들어보셨겠만 '실천'이 중요합니다. 생선에 풍부한 오메가3 지방산은 알츠하이머의 진행을 늦춥니다. 오메가3 지방산의 세 가지 형태 중 하나인 DHA가 이런 역할을 하기 때문에, 오메가3 지방산이 함유된 음식들을 섭취하는 것이 좋습니다.

한편 사회적 상호작용이 치매 위험을 감소시킨다는 연구결과도 있습니다. 사람들을 많이 만나고 사회활동을 노년까지 하면 인지기능의 유지가 가능하여 치매의 가능성이 줄어듭니다. 사회 활동을 많이 할수록 알츠하이머를 예방하는데 도움이 됩니다. 더군다나 사람들은 나이를 먹어가면서 외로움을 느끼기 쉽습니다. 특히 기억력에 문제가 있는 사람일 경우 외로움을 호소하는 경우가 많습니다

그리고 앞서도 말씀드렸지만, 몸이 회복되는 수면을 하셔야 합니다. 아무리 노력해도 밤에 잠을 못 이루는 분들, 아무리 잠을 자도 개운하지 않은 분들이 있다면 우선 방이 충분히 어두운지, 주변은 조용한지, 침대는 편안한지, 온도와 습도는 적절한지 등을 점검해 보는 것이 필요합니다. 잠을 잘 자게 되면 멜라토닌이 적절하게 분비돼 아밀로이드반이 생성되는 것을 방지합니다. 멜라토닌은 아밀로이드반을 제거하지는 못하지만 장기적인 관점에서는 예방을 위해 꼭 필요합니다.

매일 7시간 이상의 숙면을 하면서 위에서 권장했던 사항들을 꾸준히 지키면 치매 예방은 물론 뇌기능의 활성화까지 기대할 수 있습니다.

차매를 예방하는데 좋은 음식들

1. 마늘

말이 필요 없는 치매예방 식품입니다. 음식의 풍미도 더해주기 때문에 음식을 조리 할 때에는 천연 약재인 마늘을 아끼지 마세요. 흑마늘즙으로 섭취하는 것도 좋은 방법입니다.

2. 콩

레시틴 성분이 많아 치매예방에 도움을 줍니다. 흰쌀밥 보다는 항상 콩밥을 해먹는 습관을 기르세요.

3. 은행과 은행잎

징코라이드 A,B,C와 진놀, 프라보놀이 다량 함유되어 있습니다. 말초혈관 장애와 노인성치매의 치료와 예방에 특효입니다. 건강 보조 식품으로 많이 판매되고 있으니 나에게 맞는 것을 선택해서 드시면 됩니다,

4. 홍화씨

뇌를 좋게 하는 셀레늄 성분이 많습니다.

뇌혈관에 좋은 차

1. 메밀차

메밀차에는 루틴이라는 모세혈관을 튼튼하게 해주는 성분이 있습니다. 메밀차의 성분이 혈액순환과 혈압유지를 원활하게 해줍니다. 그리고 콜레스테롤 수치를 낮추는 효능이 있어서 고혈압과 혈관성 질환을 예방합니다.

2. 천마차

이름의 유래는 하늘에서 내려와 인간의 마비 증상을 치료하는 차라고 합니다. 성분은 가스트로딘으로 혈액내 지방을 분해하고 혈관벽에 쌓인 지방 찌꺼기, 콜레스테롤 등을 없애줍니다.

3. 사과차

펙틴 성분이 혈관을 깨끗하게 해줍니다. 또한 퀘세틴 성분은 항산화 작용이 있어 피부 노화를 막아주며, 폐기능을 강화시켜 줍니다. 담배나 오염물질로부터 폐를 보호해 줍니다.

Chapter 4

밸런스 체조로 찾는
내 몸의 균형

균형의 시작은
바른 자세

균형을 위해서는 무엇보다 바른 자세가 중요합니다. 그런데 바른 자세란 어떤 자세일까요? 주변 사람들에게 바른 자세를 해보라고 하면 모두 제 각각의 자세를 취합니다. 자신의 모습을 객관적으로 볼 수 있는 사람이 흔치 않기 때문이지요. 사람들은 자신에게 익숙한 자세가 바른 자세라고 생각합니다. 하지만 대부분 잘못된 자세를 갖고 있습니다. 몸의 균형을 유지하기 위해 자주 스스로의 옆모습을 사진으로 찍어 살펴보며 자세를 바로 잡는 습관이 필요합니다.

바른 자세란 옆에서 몸을 보았을 때 귀, 어깨, 허리가 일직선을 이루는 자세를 말합니다. 좀 더 구체적으로 말하자면, 귀의 외이도와 어깨 견봉의 중앙, 골반 뼈 능선의 돌기 부분, 허벅지의 큰 돌기, 무릎 중앙의 약간 앞쪽, 복숭아 뼈의 약간 앞이 일직선을 이루는 자세입니다.

스스로의 자세를 체크하는 간단한 방법은 벽에 뒤꿈치를 붙여 보는 것입니다. 엉덩이와 등, 머리를 벽에 밀착해 봤을 때, 완전히 밀착되지 않고 몸의 어떤 부위가 멀어진다면 몸의 불균형을 의심해 봐야합니다. 예를 들어서 어깨가 벽에서 많이 떨어지거나 뒤꿈치, 엉덩이, 등, 머리가 떨어지는 경우는 몸의 균형에 문제가 있는 것입니다.

집에서도 쉽게 밸런스를 회복할 수 있는 방법을 알려드리겠습니다. 우선 날개뼈를 등 가운데로 모으고 턱을 당기고 허리를 바로 세우세요. 날개뼈를 모으면서 목이 바로 서고 귀가 어깨 중앙으로 오게 합니다. 그리고 턱을 당기면 목뼈가 제 자리, 제 모양으로 바뀝니다. 이때 허리를 펴면 몸의 전후좌우 균형이 바로 서게 됩니다.

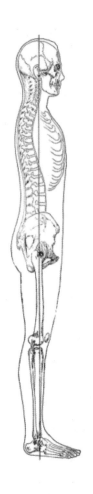

바른 자세의 기본은 날개뼈를 모으고 턱을 당기고 허리를 바로 세우는 것입니다

가슴우리 호흡법

스트레스를 받을 때 나도 모르게 한숨이 나오는 경우가 있습니다. 숨을 크게 쉬는 것은 몸에 산소를 공급해 주는 좋은 방법입니다. 한숨이 나오는 것은 우리 몸이 스스로를 보호하고 있다는 신호인 것입니다.

가슴우리 호흡법은 스트레스를 풀고 몸의 기능을 활성하기 위한 좋은 방법입니다. 가슴우리를 이용하여 심부코어를 자극하는 방법인데, 가슴이 답답하거나 몸이 피곤할 때마다 실시하면 효과를 볼 수 있습니다. 심부전방경선의 근막을 이완시켜 줌으로써 스트레스를 해소시키기 때문입니다.

가슴우리(흉곽) 호흡을 하기 위해서는 우선 최대한 가슴우리를 확장시키고 숨을 내쉬면서 가슴우리를 최대한 조여줍니다. 그러면서 복부근육과 골반기저근까지 수축시킵니다. 이 호흡법은 가로막(횡격막)을 자극하고 호흡에 관련된 갈비사이근, 목네모근, 목빗근까지도 이완시킬 수 있습니다.

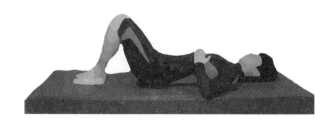

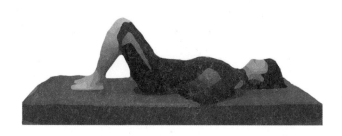

이 호흡법은 바로 눕거나 앉은 자세에서도 가능합니다. 먼저 가슴우리의 움직임에 집중해야 합니다. 가슴우리에는 많은 호흡보조근들이 연결되어 있습니다. 갈비뼈 자체도 등뼈에 붙어있어 척추의 작은 근육들이 이완되게 됩니다. 두손을 가슴 아래 갈비뼈에 올려 숨을 들이마시며 가슴우리가 확장되는 것을 느껴봅시다. 자세변형 때문에 근육이 단축되어서 가슴의 확장이 어려운 분들도 있습니다.

숨을 내쉬며 확장된 가슴우리가 조여지는 것을 느껴봅시다. 이때 괄약근을 조여주면 더 깊은 근육까지 자극을 줄 수 있습니다. 숨을 깊이 내 쉴수록 복부가 조여지고 치약을 짜면 위로 나오는 것처럼, 턱을 당겨 머리가 위로 더 늘어나는 느낌으로 척추를 늘려줍니다.

숨을 내 쉴 때 가슴우리가 잘 조여지면 허리의 만곡부위에 넣은 손에 지긋이 눌리는 압력이 전달되게 됩니다. 이 호흡법은 척추의 심부근육의 이완과 심부의 코어근육까지 자극합니다. 이때 호흡을 너무 심하게 하면 어지러울 수 있으니 주의하면서 3~5분 정도 실시합니다.

몸의 균형을 위한
얼굴 마사지

관자근은 머리 옆 부분, 우리들이 흔히 '관자놀이'라고 부르는 부위입니다. 관자근 운동은 그림과 같이 머리 옆면 넓은 부위를 손가락으로 지긋이 눌러 마사지 합니다. 누르다 보면 특히 아픈 곳이 있습니다. 다른 곳보다 아픈 곳은 집중하여 원을 그리듯 충분히 문지릅니다. 15~20초간 힘을 줬다가 풀었다를 반복합니다.

깨물근은 음식물을 씹는데 관여하는 근육으로, 광대뼈 아래에서 시작해서 아래턱 뼈에 붙어 있습니다. 저작운동의 중요한 근육으로 턱관절 불균형과 두통 밑 개구장애와 밀접한 관계가 있습니다. 다음 순서에 맞춰서 관자근 운동부터 턱관절 운동까지 해보시기 바랍니다.

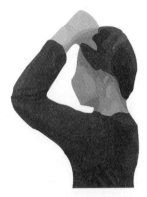

관자근 마사지

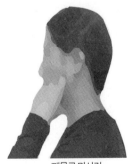

깨물근 마사지

관자근과 깨물근을 풀어주려면 손가락을 구부려 원을 그리 듯 마사지하면 됩니다. 오른쪽과 왼쪽 중에 통증이 심한 쪽과 소리가 나는 쪽에 좀더 신경을 써서 풀어줍니다. 그리고 아래 턱 마사지로 넘어갑니다.

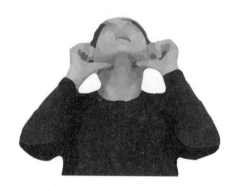

아래턱 마사지

아래턱 사이 움푹 들어간 곳을 손으로 지긋이 눌러주며 아 래턱 끝나는 부위까지 골고루 마사지를 합니다. 처음에는 약 하게 시작해서 점점 힘의 세기를 증가시켜 나가다가 나에게 맞 는 강도를 찾습니다. 그리고 3~4초 간격으로 반복적으로 자극 을 줍니다.

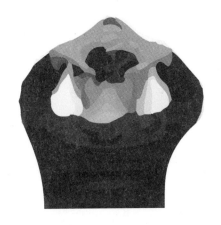

뒤통수밑근마사지

다음은 뒤통수 밑근으로 넘어갑니다. 머리와 목뼈의 연결부위를 마사지하여 틀어진 목뼈 1번 2번을 바로 잡아주면 머리의 혈액순환과 신경전달을 원활히 할 수 있습니다. 그리고 머리의 자연스러운 움직임을 확보할 수 있습니다. 또한 뒤통수와 목의 연결부위를 세게 누르고 목을 앞뒤, 좌우로 6회씩 반복하여 움직여 주면 머리뼈(경추)1번과 2번의 움직임을 좋게 만들어 줍니다.

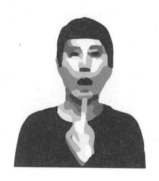

입벌리기운동

마지막으로 입벌리기 운동과 턱관절 운동을 시행합니다. 입을 벌리는 동작도 운동이라고 생각하고 집중해서 하면 운동이 됩니다. 입을 벌릴 때에는 턱관절과 관련 근육을 움직이기 때문에 몸의 균형을 잡을 수 있는 좋은 방법입니다. 별 것 아니라고 생각하지 말고 집중해서 천천히 정확한 동작을 따라해 보시기 바랍니다. 우선 혀를 입천장에 붙입니다. 그리고 그 상태로 입을 최대로 벌립니다. 6초간 입을 벌린 상태를 유지하며, 6회 반복합니다. 이때 "아~ 어~" 등의 소리를 약간 내도 좋습니다.

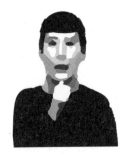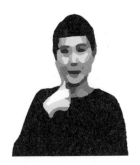

턱관절 안정화 운동

턱관절 안정화 운동은 허리, 무릎, 척추측만 환자에게 적극적으로 추천하는 운동입니다. 턱을 좌, 우 방향으로 움직이면서 턱을 움직이는 반대방향으로 엄지손가락을 이용해 저항을 줍니다. 예를들어 오른쪽으로 턱을 움직이고 있다면 손가락으로는 왼쪽 방향으로 힘을 주면 됩니다. 손가락으로 턱을 밀어줄 때 턱관절근육의 수축이 일어납니다. 왼쪽이나 오른쪽으로 턱을 밀 때는 입을 반쯤 벌린 상태로 6초간 밀면서 버텨봅니다. 3~6회 반복합니다.

간단한 스트레칭을 통한
교정운동

거북목, 휘어진 허리, 긴장된 등근육은 우리 몸을 피곤하게 하는 주된 요인입니다. 또한 디스크나 척추, 관절 질환으로 연결될 수 있기 때문에 위험합니다. 매일 운동이나 스트레칭을 통해 꾸준히 근육을 풀어주면 거북목이나 척추의 문제를 개선할 수 있습니다. 평소에 사용하지 않는 근육들을 간단한 스트레칭을 통해 풀어준다면, 교정효과와 더불어 신경계 및 순환계까지 활성화시킬 수 있습니다. 다음은 기분좋은한방병원에서 권장하는 간단한 스트레칭 운동입니다. 방법을 이해하고 실천해 보면 분명히 몸이 가벼워지는 순간을 경험하고 삶의 활력을 찾을 수 있을 것입니다. 근육이 땡겨지거나 늘어나는 자극을 느끼면서 하는게 중요합니다.

우선은 목빗근 운동입니다. 목빗근은 머리가 앞으로 빠지는 자세에서 단축되는 근육입니다. 이 근육을 풀어주면 머리로 가는 혈류량을 증가시키고 목뼈의 C커브를 회복시켜줍니다. 목빗근 스트레칭을 할 때에는 빗장뼈(쇄골)의 몸쪽부분(복장뼈와 만나는 지점)을 아래로 눌러 확실히 고정시킨 상태로 스트레칭을 해야 합니다. 그래야 근육을 효과적으로 늘려줄 수 있습니다. 빗장뼈의 몸쪽부위를 고정시킨 상태로 목을 뒤로 젖히고 옆으로 구부린 후 목을 바깥 쪽으로 돌려줍니다. 6초간 유지하며 3~6회 반복합니다.

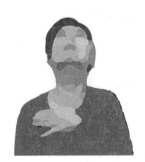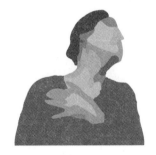

목빗근 스트레칭

목빗근과 더불어 머리를 지탱하는데 중요한 역할을 하는 근육으로 등세모근(승모근)이 있습니다. 등세모근은 일어선 순간부터 머리를 지탱하기 위해 일을 합니다. 그래서 자주 긴장되는 부위입니다. 등모세근 스트레칭은 가능하면 팔을 높게 등뒤로 올려서 어깨를 떨어뜨려야 효과적입니다. 근육이 늘어나는 느낌을 느끼면서 시행합니다. 이때 반대편 손으로 머리를 감싸게 만듭니다. 그리고 대각선으로 잡아당기며 늘려줍니다. 근육이 늘어나서 약간 뻐근한 느낌이 들 때까지 진행합니다. 일반적으로 6초간 버티고 3회~6회 반복하는 것이 좋습니다.

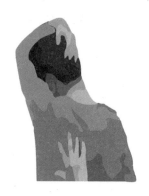
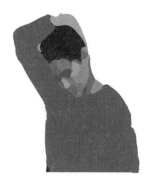

등세모근 스트레칭

어깨올림근(견갑거근)은 거북목자세에서 등이 굽어 단축되는 근육입니다. 목과 어깨통증이 있을 때에는 항상 점검해야 하는 근육입니다. 늘려주는 쪽의 어깨뼈(견갑골)를 아래로 회전시킬 때 효과적으로 늘어나게 됩니다. 늘려주는 쪽 손으로 목뼈(경추)의 윗부분을 엄지로 누르고 목을 옆으로 구부리며 회전을 시켜 6초간 버티고 3~6회 반복합니다.

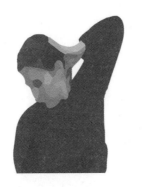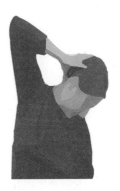

어깨올림근 스트레칭

장시간 컴퓨터를 사용하면 머리를 뒤로 당겨주는 근육이 약해집니다. 그러면서 머리가 앞으로 빠지면서 거북목이 되어갑니다. 거북목을 예방하려면 머리 위치를 점검해 보고 턱을 당기는 습관을 길러야 합니다. 턱당기기 운동은 일어서서 해도 되고 앉아서 해도 됩니다. 턱을 당겨 척추가 펴지면서 길어진다는 느낌으로 당겨줍니다. 호흡을 내쉬며 코어(복부)에 힘을 주며 항문을 지긋이 조여주며 실시합니다. 이 때 턱을 너무 당겨 머리가 숙여지지 않도록 합니다. 머리와 등, 엉덩이를 벽에서 붙여서 하면 더 좋습니다. 시간 날 때마다 잠깐씩 하는 것으로도 큰 효과를 볼 수 있는 좋은 운동입니다.

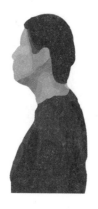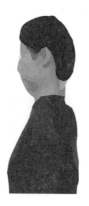

턱당기기운동

거북목은 굽은 등을 펴지 않고서는 교정되지 않습니다. 척추는 모든 관절이 연결되어 있기 때문입니다. 특히 등이 굽으면 어깨가 앞으로 말리게 되는데, 이는 어깨질환으로 이어지게 됩니다. 굽은등은 의자를 이용해서 꾸준한 운동을 하면 어느정도 개선이 될 수 있습니다. 먼저 의자에 엉덩이를 붙이고 가슴을 하늘로 편 다음, 말린 어깨를 동시에 바깥쪽으로 돌려서 펴 줍니다. 이 상태에서 팔꿈치를 구부리고 등 근육을 조여 강화시킵니다. 이때 중요한 점은 허리가 너무 젖혀지지 않게 호흡을 하며 항문을 지긋이 조여주는 것입니다. 6초 이상 유지하며 3~6회 정도 반복 하는 것이 좋습니다.

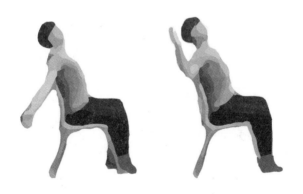

굽은 등 교정운동

타월은 거북목을 교정하는데 훌륭한 운동기구입니다. 엎드린 상태로 타월을 이용해 저항을 주고 먼저 턱을 당기고 등을 펴면서 뒤로 젖혀줍니다. 목 신전근육은 등과 연결되어 있습니다. 따라서 목과 등에 힘이 같이 들어가는지 점검해야 하며, 턱을 내밀고 목만 젖혀지지 않도록 주의합니다.

음식은 한쪽으로만 씹지 말고, 오징어 같은 단단한 음식은 피해야 합니다. 아무리 좋은 치료법도 안 좋은 자세를 고치지 못하면 무용지물이 됩니다. 특히 허리나 관절의 균형 문제는 생활 습관을 반드시 고쳐야 치료의 효과를 높일 수 있습니다. 턱관절 마사지와 운동을 실시하면서 습관 형성이 함께 이루어져야 합니다.

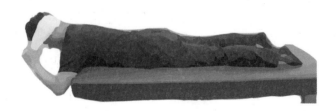

타월을 통한 교정운동

하루 중 앉아 있는 시간이 많은 분들은 대부분 허리가 경직되어 있습니다. 경직된 근육을 풀어주기 위해서는 엉덩이와 등을 의자에 붙이고 가슴을 펴고 앉아야 합니다.

다리를 꼬는 습관은 척추측만을 만들 수 있으며, 목을 앞으로 장시간 숙이는 경우는 거북목의 원인이 될 수 있습니다. 목 디스크가 있거나 목 부위가 뻐근함을 느낀다면, 앞서 설명드린 방법으로 매일 스트레칭을 통해 개선해 보시기 바랍니다.

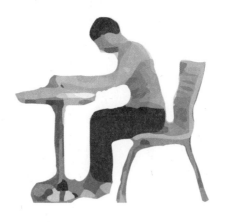

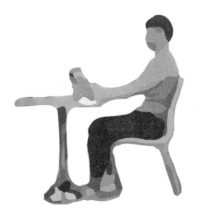

의자에 앉을 때 좋지 않은 자세(상)와 바른자세(하)

척추 안정화 운동

우리 몸은 이상이 발생한 부위를 자연적으로 치유하는 능력을 가지고 있습니다. 많이 진행된 퇴행성질환은 재생이 쉽지는 않지만 운동을 통해 회복 능력을 높일 수 있습니다. 물론 한 번의 운동으로 큰 효과를 보기는 어렵습니다. 그러나 꾸준한 운동은 척추의 안정성을 회복시키고 자연 치유력을 높입니다.

척추를 감싸는 심부근육이 척추를 안정화시키는데 운동을 하면 대부분 요통이 호전됩니다. 다음 각 동작을 할 때마다 6초이상 3~5회씩 반복합니다. 숙달되는 정도에 따라 운동량을 늘려 나가면 됩니다.

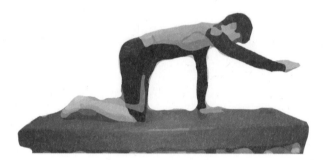

허리가 잘 고정되는 좋은 자세(O)

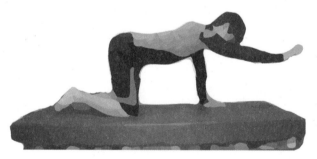

허리가 움직이는 잘못된 자세(X)

팔을 들어올려도 허리 부위가 움직임이 일어나지 않아야 허리를 안정시킬 수 있습니다. 호흡을 내쉬면서 아랫배에 지긋이 힘을 줍니다. 그리고 허리를 고정한 상태로 복부에 집중합니다. 팔의 높이는 허리가 고정이 잘 되는 높이까지만 올립니다. 이때 허리가 잘 고정되면 엉덩이와 등, 머리가 일직선 상에 놓이게 됩니다. 등 위에 막대기를 올려놓고 하면 효과적입니다. 위의 그림에서 엉덩이, 등, 머리가 일직선 상에 있는 첫 번째가 바른 자세입니다.

동작이 잘되면 그 다음 동작으로 넘어가서, 허리를 고정시킨 상태로 반대편 팔과 다리를 서로 교차하며 들어올립니다. 마찬가지로 이때도 허리를 움직이지 않는 것이 중요합니다. 다음 페이지의 그림은 다리를 들어올리는 모습인데, 역시 엉덩이와 등, 머리가 일직선 상에 놓이는 자세가 좋은 자세입니다. 발은 허리가 흔들리지 않으며 몸이 잘 고정되는 높이까지만 들어 올립니다.

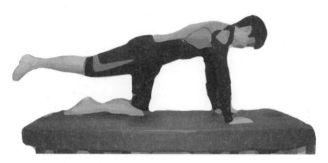

허리가 잘 고정되는 좋은 자세(O)

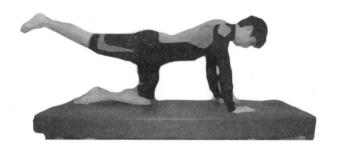

허리가 움직이는 잘못된 자세(X)

코어운동: Z-up 자세

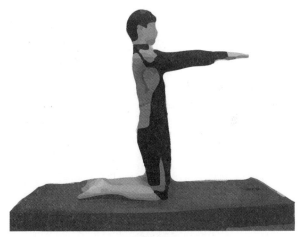

Z-up 운동 1단계

　팔을 앞으로 뻗은 자세에서 서서히 몸을 뒤로 기울여 봅니다. 이 때 복부에 힘이 들어가게 됩니다. 복부 근육의 긴장을 느끼다가 호흡을 내쉬면서 괄약근을 조여줍니다. 그리고 몸을 막대기처럼 움직여 봅니다. 허벅지부터 몸통이 일직선을 유지할 수 있을 때까지만 몸을 뒤로 넘겨야 합니다.

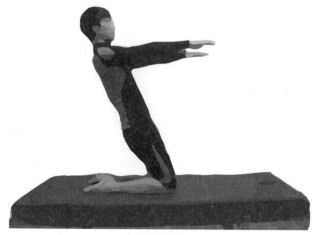

Z-up 운동 2단계

　가장 먼저 수축하는 근육이 심부근육입니다. 하지만 통증이 있으면 심부근육 수축에 문제가 생기게 됩니다. 따라서 심부근육 안정화운동을 먼저 수행한 후, 속과 겉에 있는 근육이 모두 수축하는 코어운동 동작을 실시합니다. 마찬가지로 최소 6초 이상 3~5회씩 반복하여 서서히 늘려나갑니다.

브릿지 운동

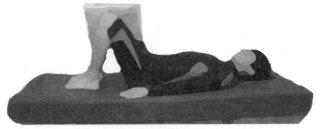

브릿지운동 1단계

    다리는 골반과 평행하게 벌리고 바로 누운 상태에서 호흡을 내쉬며 엉덩이를 들어 올립니다. 복부에 힘을 동시에 주어 너무 허리가 젖혀지지 않도록 합니다. 숙달이 되면 한쪽 다리로 버티는 동작을 시도해 봅시다. 다리 사이가 벌어지지 않도록 베개를 조여주면 허벅지 안쪽까지 자극이 갑니다.

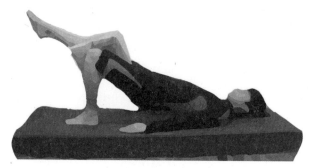

브릿지운동 2단계

　다리와 다리 사이에는 운동용 볼(공)이나 방석을 끼워 넣은
채로 운동을 진행합니다. 엉덩이를 들어올릴 때 복부의 압력을
유지하면서 복근의 힘을 느껴봅니다. 그리고 천천히 자극을 줍
니다. 동작을 반복할 때 복부의 힘이 풀리지 않도록 해야 합니
다.

코어 안정화 운동

많이 알려진 대표적인 국민 코어 운동이 바로 플랭크 운동입니다. 플랭크 운동의 기본은 어깨 아래에 팔꿈치가 위치하도록 엎드린 자세를 취하는 것입니다. 그리고 무릎을 떼지 않고 몸통을 들어올립니다. 이때 다리와 골반, 몸통이 일직선이 되도록 유지합니다.

이 동작이 어렵지 않다면 무릎을 바닥에서 떼고 해도 됩니다. 그러면 복부와 허벅지에 자극이 더 느껴질 것입니다. 주의할 점은, 등이 굽혀지고 머리를 앞으로 내밀면 안된다는 것입니다. 이를 위해 턱을 당겨줍니다.

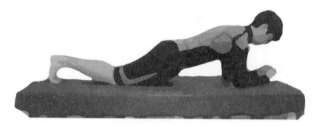

플랭크운동1

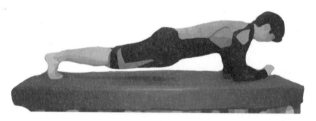

플랭크운동2

사이드 플랭크는 허리 근육과 코어 근육을 발달시켜주며, 우리 몸의 균형을 잡게 해주는 좋은 운동입니다. 우선 어깨 밑에 팔꿈치를 위치하고, 무릎을 구부린 채로 엉덩이를 바닥에서 들어 올립니다. 몸을 일직선을 만들어줍니다.

무릎을 펴고 하는 동작은 옆구리와 엉덩이와 하체 근육에 힘이 더 들어가게 됩니다. 이때 주의할 점은 엉덩이를 뒤로 빼지 않고 어깨가 올라가지 않도록 해야 한다는 것입니다. 그래서 어깨를 아래로 당기며 동작을 진행합니다.

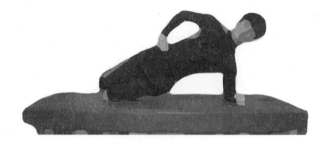

사이드 플랭크 운동 1

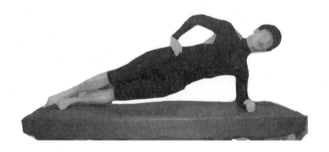

사이드 플랭크 운동 2

하체 운동으로
바로 잡는 몸의 균형

척추질환은 척수신경에 문제를 일으켜 하체 근력의 약화를 가져옵니다. 하체는 우리 몸의 지지대와 같은 역할을 해주며, 하체가 강해야 다른 부위를 운동할 때 효율성이 높아집니다. 튼튼한 엉덩이와 허벅지 근육은 강한 허리를 만들어주고, 허리 관련질환, 비만, 당뇨 등 대사와 관련 질환도 예방을 할 수 있습니다. 스쿼트는 대표적인 국민 하체 운동입니다. 어깨 넓이로 다리를 벌리고 무릎을 발끝보다 많이 벗어나지 않도록 엉덩이를 뒤로 내밀며 허리의 자연스러운 만곡을 유지하며 내려가야 합니다.

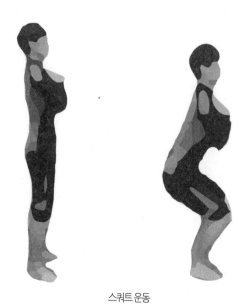

스쿼트운동

이때 허리 만곡을 유지하기 위해 등근육을 수축시켜 가슴을
펴고 상체를 세워야 허리에 무리가 가지 않습니다. 수시로 서
있는 자세에서 시간과 장소에 상관없이 할 수 있는 운동입니
다. 스쿼트를 할 때에는 상체를 세워야 허리에 무리가 가지 않
습니다. 짜투리 시간을 활용해서 조금씩 해보시기 바랍니다.

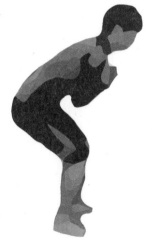

허리가 굽는 잘못된 스쿼트 자세

스쿼트를 처음하거나 운동을 자주 안하시는 분들은 트레이너나 전문가가 자세를 잡아주어야 합니다. 혼자서 올바른 자세를 잡기는 어렵습니다. 운동에서 자세는 정말 중요하기 때문에, 자세를 보아 줄 사람이 없다면 스마트 폰 등으로 자신의 자세를 촬영해서 보는 것이 좋습니다. 허리가 굽지는 않는지, 좌우 균형은 맞는지를 옆모습을 잘 살펴야 합니다.

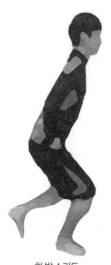
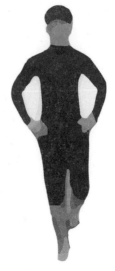

한발스쿼트   눈감고외발 서기

　한 발로 하는 스쿼트는 두 발로 하는 스쿼트보다 부하가 더
증가합니다. 그리고 한 발로 균형을 잡아야 하기 때문에 균형
에 관여하는 근신경계가 활성화됩니다. 근신경계가 활성화되
면 우리 몸은 균형감각을 회복하게 됩니다.

　통증은 우리 몸의 근신경계 장애를 유발하여 균형능력을 떨
어뜨립니다. 그렇기때문에 척추질환 환자의 경우 근신경계 운

동이 아주 중요합니다. 한 발 스쿼트를 하는 방법은 한 발로 선 자세에서 서서히 내려갔다 올라오는 것입니다. 이때 한 발로 선 채로 눈을 감으면 근신경계가 더욱 활성화되는 효과가 있습니다. 근육의 감각으로만 균형을 잡게 되기 때문입니다.

척추 건강을 위한
생활 습관

무중력 상태에서 유영하는 우주비행사들은 어떤 기분일까요? 재미있는 것은 무중력 상태에서는 척추질환이 없다는 사실입니다. 가해지는 압력이 없기 때문이지요. 하지만 우리의 척추는 침대에서 일어서는 순간부터 중력과 체중에 의해 수직으로 부하를 받게 됩니다. 수직방향의 압력이 추간판 디스크의 압력을 증가시켜 수분이 빠져나가게 됩니다.

그렇다면 평소에 이런 수분 증가를 방지하고 건강을 유지할 수 있는 방법은 없을까요?

집에서 혹은 직장에서 틈틈이 허리견인을 해주어 허리압력을 감소시켜준다면 척추질환과 퇴행성 변화 또한 예방할 수 있습니다. 다음 그림은 세면을 할 때의 자세를 비교한 것입니다. 우리는 세면을 할 때 뿐만 아니라 일상에서도 습관적으로 허리에 무리가 가는 동작을 하게 됩니다. 매일 사소한 움직임에서도 좋은 자세를 위해 노력한다면, 나도 모르는 사이에 몸의 균형이 바로 잡혀 나가게 될 것입니다.

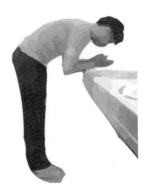

세면할때안좋은자세

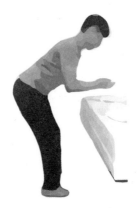

세면할때좋은자세

바른 수면 자세로
건강을 지킨다

밤에는 사람의 기운이 오장으로 들어가 장기를 튼튼하게 만든다 _ 황제내경

잠을 자도 몸이 피곤하거나 수면장애가 있으면 일상생활에서 피로도가 증가합니다. 조금만 활동해도 피곤하거나 집중력이 떨어집니다. 잠을 자는 자세를 바로 잡기만 해도 문제가 해결되는 경우가 많이 있습니다. 너무 딱딱한 곳이나 지나치게 푹신한 곳에서 잠을 자는 것, 하나의 자세로 오랫동안 잠을 자는 것은 관절이나 허리에 무리를 줄 수 있습니다.

간혹 바른 자세라고 생각하고 일자로 누워서 잠을 자는 분들이 있는데, 이런 경직된 자세가 오히려 허리와 관절에 부담을 줄 수 있습니다.

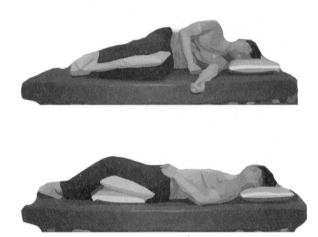

베개를 이용한 허리에 부담이 없는 수면 자세

바로 누우면 통증이 있는 경우, 다리 밑에 베개를 쌓아주면 좋습니다. 위의 그림처럼 무릎 아래 베개를 받치면 허리가 펴지면서 근육이 이완됩니다. 목 부위의 높은 베개는 목에 무리를 줄 수 있기 때문에 낮은 베개를 권장합니다.

옆으로 자는 자세도 수면에 있어서 좋은 자세입니다. 옆으로 눕게 되면 허리에 무리를 주지 않기 때문입니다. 여기서 중요한 점은 한쪽으로만 잠을 자지 않도록 해야 한다는 것입니다. 가능하면 의도적으로 왼쪽과 오른쪽을 번갈아 가면서 위치를 바꿔주는 것이 좋습니다. 잠이 들어 자세 변경이 힘든 경우에는 하루는 왼쪽, 하루는 오른쪽으로 자세를 바꿔가며 잠을 청해보는 것도 좋은 방법입니다. 다리 사이에 베개를 넣어주고 편안한 자세를 유지하는 것만으로도, 어느 정도 골반의 균형을 바로 잡을 수 있습니다.

허리를 굽힌 자세로 오래 있거나 힘을 쓸 때 통증이 발생하거나 허리를 못 펴는 증상이 나타나게 됩니다. 허리를 굽히는 자세가 연골에 압력을 주었기 때문입니다. 세수를 할 때 허리를 굽히게 되는데, 무릎을 구부리며 허리의 자연스러운 만곡을 유지해 주는 것이 좋습니다. 물건을 들 때에도 허리를 굽히고 힘을 주게 되면 추간판 디스크의 압력이 높아져 연골의 손상이 올 수 있습니다. 척추건강 체조와 함께 일상 생활 속에서 허리를 반복적으로 굽히는 동작을 피해야 건강한 허리를 유지할 수 있습니다.

집에서 하는
턱관절 운동

몸의 균형 회복을 위해서는 무엇보다도 스스로 운동을 하는 시간을 확보해야 합니다. 어떻게 하면 환자들에게 집에서도 균형 운동을 할 수 있을까요? 우리 의료진은 턱관절의 근육을 어떻게 운동시켜 몸의 균형을 찾아 줄 수 있을지에 대한 고민을 거듭하다 '저작근 기능 회복기'를 개발하였습니다. '저작근기능 회복기'는 마우스피스와 비슷한 형태로, 입에 물고 씹는 운동을 할 수 있게끔 설계되었습니다. 저작근 기능 회복기를 설계하면서 중점을 둔 점은 턱관절의 좌우 길이 차이를 어떻게 회복시킬 수 있는가 하는 문제였습니다.

그래서 스프링의 탄성을 활용하는 방법을 생각해 보았습니다. 특수한 스프링과 인체공학적 설계로 턱관절 양측에 들어가는 힘의 차이를 줄여서 균형 회복이 가능하게끔 설계한 것입니다. 환자들에게 저작근 기능 회복기를 사용하자 효과가 나타나기 시작했습니다. 이렇게 탄생한 저작근 기능 회복기는 건강한 삶의 염원을 담아 NO SICK (노식)이라고 이름 붙였습니다.

NO SICK의 탄생으로 이제 집에서도 손쉽게 저작근의 운동이 가능해졌습니다. 척추질환, 무릎관절 질환, 디스크 환자들에게 진료와 더불어 NO SICK을 통한 운동을 병행하여 큰 성과를 거두었습니다. 병원에 나오지 않는 날에도, 환자들은 매일 저작근 운동을 할 수 있어 몸의 균형을 빠르게 찾아갔습니다.

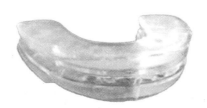

저작근 기능 회복기 NO SICK

NO SICK을 활용한 저작근 운동 방법

1. NO SICK을 마우스피스처럼 입에 넣습니다
2. NO SICK과 양쪽 어금니의 위치를 맞추고 씹는 운동을
   2~3분간 반복합니다
3. 아침 저녁으로 하루 2회 이상 실시합니다

NO SICK제품에는 3가지가 있습니다. 각각 일자목, 무릎 균형, 안면비대칭 개선에 중점을 두어 개발되었습니다.

일자목 개선: 노식 오리지널 NO SICK Original
무릎 통증과 균형 개선: 노식 밸런스 NO SICK Balance
안면 비대칭 개선: 노식 엑서사이즈 NO SICK Exercise

턱관절 치료시
알아두어야 할 것들

　지금까지 일상생활을 하면서 가장 많이 사용하게 되는 관절이자 몸의 균형을 잡아주는 턱관절을 중심으로 우리 몸과 건강에 대해 알아보았습니다. 사실 턱관절은 음식 먹는 시간뿐만 아니라 평소에도 계속 움직이고 있습니다. 게다가 우리 몸에서 몇 안 되는 좌우 양측이 동시에 움직이는 관절입니다. 그래서 이상이 생기는 방식이 다양하고, 몸에 미치는 영향도 다양합니다. 따라서 치료법 또한 여러 가지입니다.

　대부분의 턱관절 이상은 비수술 치료(보존적 요법)로 해결할 수 있습니다. 수술 치료는 비수술치료의 효과가 없는 환자들 중에서 선별하여 시행합니다. 턱관절 강직 환자의 경우, 보존적 치료만으로도 좋아지는 경우가 많습니다. 하지만 장기간 강직이 되었을 때는 관절강내 스테로이드 주사나 턱관절경(arthroscopy)을 이용하기도 합니다.

소염진통제와 근이완제, 삼환계 항우울제, 선택적 세로토닌 재흡수 억제제SSRI 등이 도움이 되기도 합니다. 또한 관절강내 주사(스테로이드 또는 히알루론산)를 시행하기도 하고, 비수술 적 방법이 효과가 미비할 경우 수술을 고려합니다. 턱관절 내시경, 관절천자, 골편제거수술, 하악골두 성형수술 등의 방법이 있는데, 보툴리눔독소* Botulinum Toxin를 턱관절 주변에 주사하여 관절 강직과 통증을 치료하기도 합니다. 그 외에 침, 물리치료 그리고 자세 훈련도 효과를 볼 수 있습니다.

턱관절 질환은 눈에 잘 띄지 않습니다. 언뜻 보아서도 몸의 부분적인 문제로 보입니다. 그러나 턱관절이 몸 전체에 미치는 영향을 고려한다면 절대 가볍게 여겨서는 안됩니다. 또한 턱관절 이상 때문에 허리가 아프다거나 또는 평발 때문에 턱이 틀어졌다고 단정지어 진단하는 것도 위험합니다. 무엇이 원인이고 결과인지는 정밀한 검사를 해 보아야 하며, 이와 관련된 다른 이상은 없는지 등을 통합적으로 진단해야 합니다.

그래서 근골격계 질환은 척추와 관절의 신경, 근육, 골격 해부학과 생리학에 대한 지식이 풍부하고, 환자의 말에 귀 기울일 수 있는 의료진과 상담해야 합니다. 아픈 몸을 맡길 때 가장 경계해야 할 말은 '확신'과 같은 단정적인 말임을 잊으면 안됩니다. 우리 병원에서는 일단 턱관절이 이상이 있다고 진단이 되면, 환자 개인에게 맞는 가장 효율적인 방법을 택해서 진료가 이루어집니다.

앞서 강조했듯이 턱관절은 얼굴에 위치하고 있기에 머리를 기울게 할 수도 있고, 척추와 많은 영향을 주고 받습니다. 턱관절의 균형은 곧 우리 몸의 균형을 말한다고 해도 과언이 아닙니다. 그래서 턱관절의 비대칭은 얼굴의 비대칭이 되고, 결국 몸의 불균형으로 척추 관절의 통증을 만듭니다. 턱관절의 치료야말로 평생을 사용하는 내 척추와 무릎의 통증을 미리 예방하는 방법입니다.

턱관절 치료 중 주의사항

휴식과 식사 시 과도한 턱 관절 움직임을 자제합니다.

하품할 때도 입을 크게 안 벌리도록 합니다.

노래를 한다거나 껌을 씹는 것을 자제합니다.

턱관절 주변 근육을 마사지하면 좋습니다.

수시로 따뜻한 찜질을 하여 경직을 이완시키도록 합니다.

독을 약으로 쓴다, 보톡스Botox

독이 약이 된다는 말이 있습니다. 독이 있는 생물로 만든 복어 요리나 벌의 침을 이용한 봉침 치료 등이 대표적인 예입니다. 주름을 없애주는 것으로 알고 있는 보톡스도 사실은 독성이 있는 물질에서 만든 것입니다.

보톡스는 보툴리눔톡신Botulinum Toxin으로 만든 근육을 수축시켜주는 주사제입니다. 보툴리눔톡신은 상한 통조림에서 발견되는 박테리아Clostridium Botulinum가 만든 독입니다. 이 독은 생화학 무기를 만드는 재료가 되기도 하고, 식중독을 일으킬 수도 있습니다. 그런데 이 독을 아주 소량 투여할 경우 사시 치료에 효과적이라는 사실이 밝혀졌습니다. 그리고 연구가 계속 진행되어 현재 성형 등에 널리 쓰이는 보톡스가 개발된 것입니다. 보톡스의 원리는 근육을 움직이는 신경전달 물질을 막는 것입니다. 일종의 마비 효과로 주름을 개선하는 원리입니다. 몸에 나쁜 영향을 준다고만 여겨졌던 독이 이제는 오히려 의료와 미용 분야에서 활용되는 물질로 탈바꿈하게 된 것입니다.

이 글을 읽는 여러분들도 지금 척추나 허리, 내과질환, 턱관절 질환 등으로 고통받고 있을지 모르겠습니다. 하지만 전화위복이라는 말이 있듯, 현재의 아픔을 계기로 이제부터라도 몸에 대해 공부하면서 건강을 위한 노력과 실천을 꾸준히 해보는 것은 어떨까요? 분명 지금보다 더 활기차고 건강한 삶, 그리고 희망찬 미래가 기다리고 있을 것입니다.

에필로그

우리나라도 노령화 사회가 시작되면서 사회보험비용이 100조 원을 돌파하였습니다. 언제부터인가 100세까지 건강한 몸을 유지하는 것이 모든 국민의 관심사가 되었습니다. 암은 물론 치매와 척추관절 질환은 고령화 사회가 되면서 우리가 정복해야 할 절실한 과제가 되었습니다. 게다가 척추 질환과 퇴행성 관절염 환자의 분포 연령이 점차 낮아지고 있는 추세입니다. 척추 관련 질환이 더 이상 노년층만의 문제가 아니라는 뜻입니다.

척추나 관절질환처럼 몸의 균형과 밀접한 질환의 근본 원인은 생활습관입니다. 환자들에게 바른 자세를 유지하라고 말씀드리지만 잘못된 습관은 쉽게 고쳐지지 않습니다. 늘어나는 환자들과 그들의 고충을 들으며 몸의 균형점에 대한 연구가 시작되었습니다. 우리 의료진은 밤낮으로 고민하기 시작했습니다. 교정용 방석에 관한 아이디어를 갖고 밤을 새워가며 회의도 하고, 휴대가 가능한 목베개를 연구해보기도 했습니다. 끊임없이 저의 머릿속을 맴돌았던 것은 '과연 몸의 균형을 회복할 수 있는 근본적인 치료는 무엇일까?' 였습니다.

우리 의료진은 디스크, 관절염 환자들을 치료하면서 턱관절을 바로잡아 보행, 몸의 균형, 허리 통증 등이 개선되는 사례를 수없이 접했습니다. 그러면서 환자들도 몸에 대한 이해를 해야 올바른 치료가 이루어질 수 있다는 사실을 깨닫게 되었습니다. 즉, 환자 스스로가 의료진이 제시해주는 치료 방향을 올바로 이해하고, 자신의 상태를 파악하고 올바른 습관을 갖추어야만 시간이 지나도 문제가 재발하지 않는 것입니다.

이것이 이 책을 집필하게 된 이유입니다. 이 책에는 몸의 균형과 관련된 다소 이론적인 부분이 있지만, 이는 환자들 뿐만 아니라 일반인들도 건강을 위해 반드시 알아야 할 것들입니다. 특히 신전 운동이나 저작 운동, 고치법 등을 습관화한다면 몸의 활력을 찾을 수 있을 것입니다.

아무쪼록 이 책을 통해 더 많은 사람들이 몸의 구조와 균형에 대한 이해를 할 수 있기를, 그래서 건강하고 행복한 삶을 살아갈 수 있기를 바랍니다.

필자소개

윤홍일 원장

기분좋은한방병원 대표원장이며 몸의 균형 회복을 통한 척추, 허리 및 관절 치료와 연구를 통해 환자들의 건강회복을 평생의 업으로 삼고 있다. 경희대학교 한의과대학을 졸업(한의학 박사), 경희대학교 한의과대학 외래부교수를 역임했다. 전통한의학연구회 우소학당 회원, 척추진단교정학회 회원이며 서울시 동작구 한의사협회 명예회장을 맡고 있다.

김선주 원장

대구대학교 건강증진학과 겸임교수와 대구대학교 산업행정대학원 운동처방학과 겸임교수를 역임했다. 우리들척추운동전문가과정을 개발했고 우리들척추운동센터 대표원장으로 재직중이다. 건양대 운동처방학과를 졸업하고 고려대 스포츠의학 박사과정을 수료했다.

신경호 원장

재활의학과 전문의로서 대구우리들병원 재활의학과장, 부천자생병원 원장, 나누리병원 비수술 치료센터 소장을 역임했다. 현재 힐&튼 재활의학과의원 원장으로 재직중이다. 경희대학교 의과대학을 졸업했으며 미국노화방지의학 전문의(ABAAM), 미국노화방지 스포츠의학 전문의(ACASP)이다.

엄현섭 교수

건양대 스포츠의학과 교수와 건양대 스포츠의학센터 부센터장을 맡고 있으며, 올바른 재활의학과 건전한 스포츠문화 보급에 힘쓰고 있다. 한국체육대학교 운동생리, 생화학 박사, 대한스포츠의학회 스포츠과학 분과위원, 대한스포츠의학회 논문심사위원이다.

행복우물 출판사 출간 도서

삶의 쉼표가 필요할 때 _ 꼬맹이여행자
자본의 방식 _ 유기선
한 권으로 백 권 읽기 _ 다니엘 최
벌거벗은 겨울나무 _ 김애라
염재현의 해외투자 이야기 _ 염재현
겁없이 살아 본 미국 _ 박민경
멀어질 때 빛나는: 인도에서 _ 유림
흉부외과 의사는 고독한 예술가다 _ 김응수
바람과 술래잡기하는 아이들 _ 류현주 외
꿈, 땀, 힘 _ 박인규
신의 속삭임 _ 하용성
하나님의 선물 – 성탄의 기쁨 _ 김호식, 김창주
죽음 이후의 삶 _ 디펙 초프라
나는 조선의 처녀다 _ 다니엘 최
일본의 침략근성 _ 이승만
뇌의 혁명 _ 김일식
일은 삶이다 _ 임영호
어서와, 주식투자는 처음이지 _ 김태경 외
해외투자 전문가 따라하기 _ 황우성 외
착한 부자를 꿈꾸는 주니어 경제박사 _ 권순우